中医药方与应用

张文 著

天津出版传媒集团

天津科学技术出版社

图书在版编目（CIP）数据

中医药方与应用 / 张文著. -- 天津：天津科学技术出版社, 2023.3

ISBN 978-7-5742-0946-6

Ⅰ. ①中… Ⅱ. ①张… Ⅲ. ①中草药 – 汤剂 – 验方 Ⅳ. ①R289.5

中国国家版本馆CIP数据核字(2023)第045085号

中医药方与应用

ZHONGYI YAOFANG YU YINGYONG

责任编辑：孟祥刚

责任印制：兰　毅

出　　版：天津出版传媒集团
　　　　　天津科学技术出版社

地　　址：天津市西康路35号

邮　　编：300051

电　　话：（022）23332490

网　　址：www.tjkjcbs.com.cn

发　　行：新华书店经销

印　　刷：定州启航印刷有限公司

开本 710×1000　1/16　印张 10.75　字数 128 000

2023年3月第1版第1次印刷

定价：68.00元

自　序

　　中医是中华民族的文化瑰宝，至今已有五千多年的历史。中医是中国古代人民同疾病做长期斗争的知识和经验的总结，中医为中华民族的繁衍和中华民族的繁荣富强做出了巨大的贡献。随着现代科学技术的兴起，特别是化学、生物学、大数据、云计算、人工智能等的发展，中医不但没有过时，反而在新时代被现代科学技术重新赋能，重新焕发出更加强大的生命力。笔者在此寄语中医的未来：中医虽发源于中国，但终将走向世界，为全人类的健康事业做出更大的贡献。

　　笔者从事中医药临床医疗工作二十余年，不仅对中医的传统理论体系进行了大量的、系统的研究，而且也对中医在现代科学技术的影响下所产生的新发展和新动态进行了大量的研究。在此基础上，笔者归纳整理了一些治疗常见病、多发病以及疑难杂症的良方、效方。这些良方、效方，有的为笔者自拟方，而更多的为中医药前辈的经验方，或由前辈的经验方改进而来的良方。除笔者自拟方外，每一方皆注明出处。然而需要强调一点的是，本书所选的每一方，均经过了笔者的临床验证，并在书中附有真实病例，而且本书所选的每一方都是笔者在临床实际中取得了很好或较好的临床疗效的。

本书中，笔者以西医的基本病名为纲，而以中医最常用的中药汤剂为治疗手段，此举主要是为了方便广大患者在当前西医的病名体系下选用中药汤剂。本书把重点放在疗效上，对中医的理论体系没有进行过多的论述，也即所谓的"好就是了"。本书是一本实用性很强的中医药汤剂方书，比较适合广大患者，特别是一些慢性病患者居家自行调理，同时可以为广大中医药工作者提供临床参考。除特殊情况外，本书所选用的中药名均以《中华人民共和国药典》或国务院卫生行政管理部门公布的中药名为标准，以方便广大患者及中医药工作者进行调配。

由于笔者水平有限，书中难免存在不足，敬请广大读者批评指正。

目　录

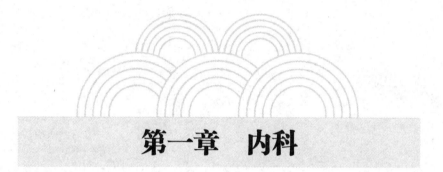

第一章　内科

一、正风汤

组成：豨莶草 15 克，枸杞子 15 克，生地黄 15 克，知母 15 克，当归 10 克，赤芍 10 克，牛膝 10 克，菊花 12 克，郁金 10 克，丹参 10 克，连翘 15 克，天花粉 10 克，地龙 8 克，鳖甲 8 克，天南星（制）10 克，栀子 10 克，丝瓜络 10 克。

主治：脑血栓，脑梗死，脑溢血后遗症，中风偏瘫，面瘫，高血压，中风先兆。

（一）病例一：用正风汤治疗脑血栓、脑梗死

杨先生，男，61 岁。2016 年 6 月在医院被诊为脑血栓、脑梗死，左边身体无力，行走困难，需拄拐杖。服正风汤一个疗程（15 剂，一剂服两天，总服一月），已能行走，无须拄拐，动作稍迟缓；再服一疗程，行动已较为自如。

（二）病例二：用正风汤治疗脑溢血后遗症

冯先生，男，65 岁，有脑溢血后遗症，在医院做了开颅手术，住院一月，出院时，右边手脚无力，终日卧床，不能行走，大小便需人搀扶。出院后，连续服用正风汤三个疗程，共 45 剂，总计三个月，行动恢复正常，生活已能自理。

（三）病例三：用正风汤治疗中风偏瘫、失语

江女士，女，58 岁，2019 年 3 月在医院被诊为脑梗死。突发

偏瘫，右边手足无力，不能行走，并失语，同时还流口水，生活不能自理。在医院住院一月，病情已基本稳定，但仍不能行走、不能说话。出院后，医生嘱其进行中草药康复治疗。服正风汤两个疗程（30剂，一剂服两天，共计两月）后，已能行走、说话，不再流口水，生活能自理。

（四）病例四：用正风汤治疗面瘫

龙先生，男，21岁，因喝酒不慎摔跤，次日，突发口眼歪斜，至医院被诊为面瘫。在医院服药、输液，并配合针灸，治疗半月，效果不明显。出院后，服用正风汤进行康复治疗，服药一个疗程（15剂，一剂服两天），病情大为好转，口眼歪斜大为改善，患者大喜，遂再服一月，病获痊愈，完好如初。

（五）病例五：用正风汤治疗高血压

邓女士，55岁，高血压，血压120/150毫米/汞柱，体态较胖，常感头晕，面部潮红，近来情绪不好、爱发脾气。笔者将其诊为高血压，肝阳上亢。服正风汤一疗程（15剂，计服一月），血压降至100/135毫米/汞柱；再服一疗程，血压降至90/130毫米/汞柱，基本恢复正常。注：本方主要通过疏通血管、减小血管阻力而降压，同时滋补肝肾、平抑肝阳，对改善高血压病有较好疗效。然而，中药降血压较为缓慢，疗程亦较长，因此高血压高压超过160毫米/汞柱者，应加服西药。

（六）病例六：用正风汤治疗中风先兆

杨女士，65岁，平素血压较高，体态很胖，夜间突觉头昏眼花、口干舌燥，起来喝水，竟觉头重脚轻，几乎晕倒。稍后醒过来，全身大汗淋漓，心慌气短。次日前往医院检查，被诊为中风先兆。因忌惮西药副作用，选择服中药进行康复治疗。服正风汤一疗程（15剂，计一月），诸症消失。后笔者对其随访一年，未见复发。

注：平素血压较高、有中风风险者，可服用本方，以做预防。

（七）服用疗程

煎汤服，15剂为一疗程，一剂服两天，计服一个月，轻症服一至两个疗程，重症服三至六个疗程。

（八）服药禁忌

忌酒、动物内脏、油腻食品。

（九）按语

凡脑血栓、脑梗死、脑溢血后遗症、中风偏瘫、面瘫者，服用本方应尽早。发病三个月内服用，疗效较好；发病一年内服用，有一定疗效；发病两年以上服用，疗效很差或基本无效。

（十）来源

本方源自《千家妙方》，供方医生：（北京）任应秋。

原方名：豨莶至阴汤。在配方组成及用量上笔者做了一些调整。鉴于本方在治疗中风、偏瘫方面的良好疗效，笔者重新拟其名为正风汤。

二、平肝降压汤

组成：川芎 12 克，菊花 20 克，地龙 10 克，川牛膝 15 克，夏枯草 20 克，地骨皮 15 克，玉米须 20 克，绞股蓝 20 克。

主治：高血压。

（一）病例一

王女士，48 岁，血压 110/155 毫米 / 汞柱，体态中等，服平肝降压汤一疗程（15 剂，计一月），血压降至 90/135 毫米 / 汞柱，遂再服一月，以巩固疗效。

（二）病例二

杨先生，54 岁，血压 120/180 毫米 / 汞柱，服平肝降压汤一个疗程（15 剂，计服一月），因患者血压过高，同时服用复方降压胶囊（一次两粒，一日两次）。服药一月后，血压降至 90/130 毫米 / 汞柱，遂停服西药，再服平肝降压汤两个月，血压稳定在 95/135 毫米 / 汞柱。

（三）病例三

罗先生，60 岁，在医院被诊为肾性高血压，血压 115/155 毫米 / 汞柱，服平肝降压汤一个疗程（15 剂，一剂服两天，计服一月），血压降至 96/130 毫米 / 汞柱，于是再服一个月巩固。

（四）疗程

煎汤服，本方一个疗程 15 剂（一剂服两天，计服一月），轻症服一至两个疗程，重症服三至六个疗程（同时配合西药）。

（五）服药禁忌

忌酒、动物内脏、油腻食品。

（六）来源

《龚志贤临床经验集》，龚志贤方。本方中的绞股蓝为笔者所加，本方各药用量笔者亦做了一些调整，本方方名亦为笔者所拟。

三、黄精五草汤

组成：黄精 20 克，夏枯草 15 克，益母草 15 克，车前草 15 克，豨莶草 15 克，绞股蓝 20 克。

主治：高血压。

（一）病例一

张女士，52 岁，血压 115/150 毫米/汞柱，服黄精五草汤一个疗程（15 剂，一剂服两天，计服一月）血压降至 90/130 毫米/汞柱，遂再服一月，巩固疗效。

（二）病例二

潘先生，62 岁，血压 120/160 毫米/汞柱，服黄精五草汤一个疗程（15 剂，一剂服两天，计服一月），血压降至 95/140 毫米 / 汞柱；再服一月，血压降至 90/135 毫米 / 汞柱。后笔者对其随访半年，血压基本稳定。

（三）疗程

煎汤服，一个疗程 15 剂（一剂服两天，计服一月），轻症服一至两个疗程，重症服三至六个疗程（同时配合西药）。

（四）服药禁忌

忌酒、动物内脏、油腻食品。

（五）来源

《国家级名老中医验方大全》，耕耘、李蓉编。供方医生：董建华。原方名：黄精四草汤。本方笔者加了绞股蓝 20 克，故更名为黄精五草汤。通过临床实践，笔者发现，加了绞股蓝后，疗效更佳。

（六）按语

现代药理研究表明，本方中黄精、夏枯草、益母草均有良好的降压作用，绞股蓝还有良好的降血脂作用，而益母草、车前草有良好的利尿及降尿酸作用。

四、风心汤

组成：桂枝 20 克，生姜 3 克，大枣 20 克，防风 10 克，甘草 10 克，白术 15 克，附子（制）10 克，当归 15 克，熟地黄 15 克，黄芪 15 克，白芍 10 克。

主治：风心病（风湿性心肌炎）。

（一）病例一

潘女士，52 岁，在医院被诊为风湿性心肌炎，胸闷、气短、乏力、呼吸困难。服风心汤 10 剂（一剂服两天，计服 20 天），临床症状大为好转，遂再服 10 剂巩固。

（二）病例二

王先生，76 岁，胸闷、心慌、气短、乏力、下肢水肿，在医院被诊为风湿性心肌炎。服风心汤 10 剂（一剂服两天，计服 20 天），病情大为好转，遂再服 10 剂巩固。

（三）病例三

韩女士，45 岁，胸闷，气短，咳嗽，呼吸困难。在医院被诊为风湿性心肌炎。服风心汤 10 剂（一剂服两天，计服 20 天），临床症状明显好转，遂再服 10 剂巩固。

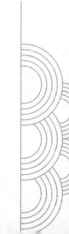

（四）疗程

煎汤服，一个疗程 10 剂（一剂服两天，计服 20 天），一般服用一至两个疗程。

（五）服药禁忌

忌烟、酒、油腻、辛辣，少吃盐。

（六）来源

本方源自《千家妙方》，原方名：风心方。供方医生：陈镜合。本方笔者在配方组成、用量及疗程等方面做了一些调整。

五、加味冠通汤

组成：党参 12 克，当归 12 克，延胡索 12 克，郁金 10 克，丹参 12 克，瓜蒌 20 克，鸡血藤 20 克，桂枝 12 克，大枣 20 克，红花 9 克。

主治：冠心病，心肌梗死，肺源性心脏病。

（一）病例一

陈先生，35 岁，胸痛，胸闷，呼吸困难，在医院被诊为冠状动脉粥样硬化（冠心病）。服加味冠通汤一个疗程（15 剂，一剂服两天，计服一月），临床症状大为好转，患者大喜，再服一月，以巩固疗效。

（二）病例二

王女士，47岁，突发胸闷、气短、呼吸困难，有濒死感，在医院被诊为心肌梗死。服加味冠通汤一个疗程（15剂，一剂服两天，计服一月），诸症状明显好转，遂再服一疗程巩固。

（三）病例三

莫女士，75岁，突发胸闷、心慌、气短、呼吸困难、行动迟缓、面黑、唇乌、下肢浮肿，在医院被诊为肺源性心脏病。服加味冠通汤一个疗程（15剂，一剂服两天，计服一月），临床症状大为好转，再服一月，以巩固疗效。

（四）病例四

冯先生，62岁，活动时心慌、气短、易疲劳，常觉左肩痛，在医院被诊为冠状动脉粥样硬化（冠心病）。服加味冠通汤一个疗程（15剂，一剂服两天，计服一月），各症状明显好转，遂再服一个疗程巩固。

（五）疗程

煎汤服，一个疗程15剂（一剂服两天，计服一月），一般服一至两个疗程。

（六）服药禁忌

忌烟、酒、油腻食品、腌制食品。宜多食新鲜蔬菜水果。

（七）来源

《岳美中医案集》，岳美中方。本方笔者在配方组成及用量上做了一些调整。

六、银花解毒汤

组成：鱼腥草 15 克，桔梗 15 克，金银花 15 克，蒲公英 15 克，甘草 5 克，板蓝根 15 克，大青叶 15 克，黄芩 10 克，薏苡仁 10 克，浙贝母 10 克，柴胡 10 克。

主治：急慢性肺炎，气管炎，咽炎，肺大泡，咳嗽痰多。

（一）病例一：用银花解毒汤治疗社区获得性肺炎

文先生，53 岁，突发鼻塞、流清涕、打喷嚏、咽干、咽痛、头痛、咳嗽。在医院被诊为社区获得性肺炎，服银花解毒汤一个疗程（15 剂，一剂服两天，计服一月），诸症若失，病获痊愈。

（二）病例二：用银花解毒汤治疗大叶性肺炎

金女士，36 岁，突发咳嗽、胸痛，咳铁锈色痰，口服阿莫西林胶囊、咳特灵胶囊，三日未见缓解，呈进行性加重。至医院拍胸片检查，被诊为大叶性肺炎。服银花解毒汤一个疗程（15 剂，一剂服两天，计服 30 天），诸症状消失，至医院拍胸片复查，病获痊愈。

（三）病例三：用银花解毒汤治疗病毒性肺炎

石先生，64 岁，突发头痛、全身酸痛、咳嗽、咽痛。口服头孢克肟胶囊、利肺片，三日未见好转。至医院被诊为病毒性肺炎，输液三日，病获缓解，出院一周病又复发，遂寻求中草药治疗。服银花解毒汤一个疗程（15剂，一剂服两天，计服一月），诸症状消失，至医院复查，病获痊愈。

（四）病例四：用银花解毒汤治疗气管炎

彭先生，52岁，常发咳嗽、痰多、气喘，冬季犹重。口服阿莫西林胶囊、复方气管炎片、氨茶碱片常可缓解，但稍不注意病又发作，在医院被诊为慢性气管炎。因常反复发作，寻求中草药治疗。服银花解毒汤一个疗程（15剂，一剂服两天，计服一月），病获明显好转，患者信心大增，再服一月，以巩固疗效。

（五）病例五：用银花解毒汤治疗咽炎

熊女士，23岁，常发咽痛、咽干、咽痒，在医院被诊为慢性咽炎，常服消炎药，含服含片，分毫无效，遂寻求中草药治疗。服银花解毒汤一个疗程（15剂，一剂服两天，计服一月），诸症消失，病获痊愈。

（六）病例六：用银花解毒汤治疗肺大泡

陈先生，常发胸闷、气短，呼吸困难，咳嗽痰多，患者自服消炎药、咳嗽药，无效。至医院被诊为肺大泡，合并肺部感染、胸腔积水，住院一月，病获缓解，出院一月后，因受凉，病再次复发，似较前次更为严重，遂寻求中草药治疗。服银花解毒汤一个疗程（15剂，一剂服两天，计服一月），各症状明显缓解，至医院复查，肺大泡明显缩小，胸腔积液基本消失。再服一月，各症状基本消失，至医院复查，肺大泡几乎消失。

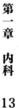

（七）疗程

煎汤服，一个疗程 15 剂（一剂服两天，计服一月），病情轻者服一个疗程，病情重者服两至三个疗程。

（八）服药禁忌

忌烟、酒，辛辣、油腻、冰冷食物。

（九）来源

本方为笔者自拟方。

（十）按语

笔者在长期临床实践中发现，本方有较广谱的抗菌、抗病毒作用，对细菌、病毒，甚至真菌引起的肺炎均有一定疗效，故笔者曾推测此方可能会对新型冠状病毒肺炎有一定疗效，但因缺乏临床数据，不敢妄言。相关药物临床试验机构可对此方进行进一步的研究，若能对新型冠状病毒肺炎有效，当能助当前全球抗击新型冠状病毒肺炎一臂之力。

七、麻杏银花汤

组成：麻黄 10 克，杏仁 10 克，桂枝 10 克，陈皮 10 克，半夏 10 克，苏子 10 克，甘草 10 克，柴胡 10 克，金银花 10 克，黄芩 10 克。

主治：气管炎，哮喘。

（一）病例一

潘女士，42岁，常发咳嗽、痰多、喘气，稍活动即胸闷、气短。在医院被诊为慢性气管炎。服麻杏银花汤一个疗程（15剂，一剂服两天，计服一月），各症状明显好转，再服一个疗程巩固之后，病情稳定，很少发作。

（二）病例二

石先生，45岁，常发咳嗽、痰多、喘气，在医院被诊为支气管哮喘。服麻杏银花汤一个疗程（15剂，一剂服两天，计服一月），病情大为好转，笔者嘱其注意保暖，避免受凉。

（三）疗程

煎汤服，一个疗程15剂（一剂服两天，计服一月），轻者一个疗程，重者两至三个疗程。

（四）服药禁忌

忌烟、酒，辛辣、油腻、冰冷食物，且应避免受凉。

（五）来源

本方为笔者自拟方。

八、托里内消汤

组成：金银花45克，当归12克，玄参15克，车前子12克，蒲公英 30 克，甘草 6 克，肉苁蓉 15 克。

主治：肺结核。

（一）病例一

龙女士，28 岁，消瘦，常盗汗、乏力、咳嗽、咳痰，至医院检查被诊为肺结核早期。服托里内消汤一个疗程（15 剂，一剂服两天，计服一月），各症状明显缓解，笔者嘱其再服两月，诸症基本消失，身体如常。

（二）病例二

杨先生，48 岁，面黑体瘦，咳嗽、咳痰、乏力、常盗汗，在医院被诊为肺结核中期。服托里内消汤三个疗程（45 剂，一剂服两天，计服三月），症状大为好转；笔者嘱其再服三个疗程（再服三月），总计服了六个月，诸症状基本消失，面色亦大为好转。

（三）按语

本方金银花必须重用，方可收效，病重者可用至 60 ～ 90 克。

（四）疗程

煎汤服，一个疗程 15 剂（一剂服两天，计服一月），轻者服三个疗程，重者服六个疗程或更长。

（五）服药禁忌

忌烟酒、辛辣、生冷，避免受凉。

（六）来源

本方源自《千家妙方》，供方医生：郑侨。

九、清脂养肝汤

组成：决明子10克，菊花10克，枸杞子10克，牛蒡子10克，金银花10克，桂枝10克，柴胡10克，郁金10克，赤芍10克，山楂10克，首乌（制）10克，泽泻10克，茯苓10克，茵陈10克，川楝子10克。

主治：脂肪肝，高脂血症。

（一）病例一

杨先生，47岁，体态较胖，在医院被诊为脂肪肝、高脂血症。服清脂养肝汤一个疗程（15剂，一剂服两天，计服一月），至医院复查，相关指标明显好转；再服一月，相关指标基本正常。

（二）病例二

王先生，55岁，体态肥胖。在医院被诊为脂肪肝、高脂血症。服清脂养肝汤一个疗程（15剂，一剂服两天，计服一月），至医院复查，各相关指标明显好转，患者大悦，坚持再服两个疗程（计两月），至医院复查，各相关指标基本恢复正常。

（三）疗程

煎汤服，一个疗程15剂（一剂服两天，计服一月），轻者服一个疗程，重者服两至三个疗程。

（四）服药禁忌

忌酒、油腻食品、动物内脏。

（五）来源

本方为笔者自拟方。

十、降脂益肝汤

组成：泽泻20克，首乌（制）20克，决明子15克，丹参15克，山楂20克，黄精15克，虎杖15克，荷叶15克。

主治：脂肪肝，脂肪瘤。

（一）病例一

吴先生，35岁，全身散发大小不等多个肿块，不痛不痒，在医院被诊为脂肪瘤。服降脂益肝汤一个疗程（15剂，一剂服两天，计服一月），服药期间，偶见腹泻，大便中似有油腻，而身上的脂肪瘤亦明显变小。再服一个疗程，大的肿块进一步缩小，小的肿块基本消失。

（二）病例二

宋先生，48岁，全身散发多个大小不等肿块，不痛不痒，在医院被诊为脂肪瘤。服降脂益肝汤一个疗程（15剂，一剂服两天，计服一月），身上肿块有所缩小；再服一个疗程（计服一月），身上肿块进一步缩小。

（三）疗程

煎汤服，一个疗程15剂（一剂服两天，计服一月），轻者服一个疗程，重者服两至三个疗程。

（四）按语

脂肪瘤主要由成熟的脂肪细胞构成，是一种常见的软组织良性肿瘤，患者一般不必过于担心。

（五）服药禁忌

忌酒、油腻食品、动物内脏。

（六）来源

《中医杂志》，1989年第4期，供方医生：蒋森。

本方笔者在配方组成及用量上做了一些调整，原方主要用于脂肪肝的治疗，笔者经仔细分析后，大胆用于脂肪瘤的治疗，竟然也取得了较好疗效。

十一、金钱开郁汤

组成：金钱草30克，柴胡9克，枳实9克，白芍9克，甘草6克，郁金9克，乌贼骨9克，浙贝母9克。

主治：胆囊炎，胆结石。

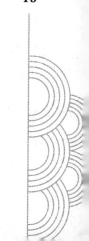

（一）病例一

张先生，46岁，常发右上腹隐痛，至医院被诊为胆囊炎、胆结石，在医院住院治疗后，病情有所好转，但仍经常反复发作，故而寻求中草药治疗。服金钱开郁汤一个疗程（15剂，一剂服两天，计服一月），诸症状皆好转，笔者对其随访一年，未见复发。

（二）病例二

刘女士，常觉右上腹隐痛，在医院被诊为胆囊炎，服金钱开郁汤一个疗程（15剂，一剂服两天，计服一月），诸症状消失，笔者对其随访一年，未见复发。

（三）病例三

杨女士，常发上腹痛，在医院被诊为肝内胆管结石，由于害怕手术，寻求中草药治疗。服金钱开郁汤一个疗程（15剂，一剂服两天，计服一月），诸症状消失。

（四）病例四

王先生，76岁，常发上腹痛，并口干、口苦。在医院被诊为胆囊炎，合并胆结石。因患者年纪较大，家属不愿手术，寻求中草药治疗。服金钱开郁汤一个疗程（15剂，一剂服两天，计服一月），诸症状大为好转；再服一个疗程（计服一月），诸症状基本消失。

（五）病例五

谢女士，50岁，常觉右上腹痛，至医院被诊为慢性胆囊炎，住院治疗，病获好转，但后又常反复发作。服金钱开郁汤一个疗程

（15剂，一剂服两天，计服一月），诸症状皆消失，笔者对其随访半年，亦未见复发。

（六）疗程

煎汤服，一个疗程15剂（一剂服两天，计服一月），轻者服一个疗程，重者服两个疗程。

（七）按语

胆结石较大者，当至医院进行手术治疗，或进行手术后再服本方巩固治疗。

（八）服药禁忌

忌酒、蛋类、油腻食物及动物内脏。

（九）来源

《中医杂志》，1989年第2期，供方医生：魏长春。

本方笔者将炙甘草改为生甘草，用量亦由3克增至6克。

十二、半夏复胃汤

组成：党参10克，半夏10克，黄芩10克，黄连5克，蒲公英10克，甘草5克，木香10克，陈皮10克，神曲10克，山楂10克，麦芽10克。

主治：慢性胃炎，胃溃疡，十二指肠溃疡，胃糜烂。

（一）病例一

高先生，38岁，常觉腹痛、腹胀、反酸、胃灼烧。在医院被诊为慢性浅表性胃炎，服西咪替丁片、奥美拉唑肠溶胶囊、胃康灵胶囊，病情有所缓解，但过一段时间，病又复发，遂寻求中草药治疗。服半夏复胃汤一个疗程，各症状基本好转。

（二）病例二

顾女士，63岁，常自觉消化不良、腹痛、嗳气、反酸，偶有呕吐。在医院被诊为慢性非萎缩性胃炎。原服西药，症状很快缓解；后再服西药，疗效渐差；最近再服西药，竟分毫无效，于是寻求中草药治疗。服半夏复胃汤一个疗程，诸症状明显好转。笔者嘱其再服一个月，以巩固疗效。

（三）病例三

熊先生，53岁，常发腹痛、腹胀、反酸、胃灼烧、嗳气，在医院被诊为胃溃疡、十二指肠溃疡。服半夏复胃汤一个疗程（15剂，一剂服两天，计服一月），诸症状明显好转。遂再服一个疗程，以巩固疗效。

（四）病例四

龙女士，45岁，常觉腹痛、腹胀、中上腹烧灼感，常打饱嗝，在医院被诊为反流性胃炎，并胃糜烂。服半夏复胃汤一个疗程（15剂，一剂服两天，计服一月），症状明显好转，遂再服一个疗程，以巩固疗效。

（五）病例五：用半夏复胃汤加白头翁治疗肠胃炎

邓先生，51岁，常发胃痛、胃胀、胃灼烧、反酸，并常腹泻。在医院被诊为慢性非萎缩性胃炎，合并结肠炎。服半夏复胃汤加白头翁15克，一个疗程（15剂，一剂服两天，计服一月）后，各症状大为好转，笔者嘱其再服一个疗程，病获痊愈。

（六）病例六：用半夏复胃汤加白头翁治疗肠胃自主神经紊乱

石先生，55岁，体态肥胖，常发腹痛腹胀、消化不良、反酸、便溏。在医院被诊为肠胃自主神经功能紊乱。服半夏复胃汤加白头翁15克，一个疗程（15剂，一剂服两天，计服一月）后，诸症状明显好转；再服一个疗程（15剂），基本康复。

（七）疗程

一个疗程15剂（一剂服两天，计服一月），轻者服一个疗程，重者服两个疗程。

（八）服药禁忌

忌酒，少吃辛辣、生冷及不易消化食物。

（九）来源

《中医秘方全书》，肖国士、潘开明主编。

本方笔者在配方组成及用量上做了一些调整，本方方名亦为笔者所拟。

十三、白头翁白术汤

组成：白头翁 10 克，白术 10 克，茯苓 10 克，山楂 10 克，神曲 10 克，甘草 5 克，黄芩 10 克，蒲公英 10 克，干姜 15 克，小茴香 15 克，桂枝 10 克。

主治：慢性肠炎，慢性腹泻。

（一）病例

杨先生，48 岁，常发腹泻，在医院被诊为慢性结肠炎，口服土霉素片，诺氟沙星胶囊，肠炎灵胶囊等，虽能暂时缓解，但终不能断根，时常复发，故寻求中草药治疗。服白头翁白术汤一个疗程（15 剂，一剂服两天，计服一月），腹泻症状消失，遂再服一月，以巩固疗效。

（二）疗程

煎汤服，一个疗程 15 剂（一剂服两天，计服一月），轻者服一个疗程，重者服两个疗程。

（三）服药禁忌

忌酒，少吃辛辣、油腻、动物内脏、盐腌制食品（如咸菜、腊肉、咸鱼等）。

（四）来源

本方为笔者自拟方。

十四、温肾健脾止泻汤

组成：党参 15 克，白术 10 克，茯苓 10 克，白扁豆 10 克，山楂 15 克，补骨脂 10 克，神曲 10 克，泽泻 10 克，吴茱萸 6 克，五味子 10 克，白芍 10 克，诃子 10 克，肉豆蔻 10 克，木香 10 克，甘草 6 克，砂仁 6 克。

主治：慢性肠炎，慢性腹泻。

（一）病例

王先生，56 岁，常发腹痛、腹泻，经年不愈。在医院被诊为慢性肠炎。服温肾健脾止泻汤一个疗程（15 剂，一剂服两天，计服一月），诸症状明显好转；再服一个疗程（15 剂），病获痊愈。

（二）疗程

煎汤服，一个疗程 15 剂（一剂服两天，计服一月），病情轻者服一个疗程，病情重者服两个疗程。

（三）服药禁忌

忌酒，少吃辛辣、油腻、动物内脏、盐腌制食品（如咸菜、腊肉、咸鱼等）。

（四）按语

本方适用于脾肾虚弱引起的肠炎、腹泻。

（五）来源

《中国中医药报》，供方医生：陆永昌。本方笔者在配方用量上做了一些调整。

十五、厚朴泻胰汤

组成：生大黄 15 克，厚朴 10 克，炒枳壳 10 克，广木香 10 克，蒲公英 30 克，柴胡 15 克，黄芩 15 克，茵陈 30 克。

主治：胰腺炎。

（一）病例一

田女士，52 岁，突发腹胀、恶心、呕吐，在医院被诊为胰腺炎（单纯水肿型）。服厚朴泻胰汤一个疗程（15 剂，一剂服两天，计服一月），诸症状消失，病获痊愈。

（二）病例二

陆先生，42 岁，常发腹痛、腹泻、体重减轻，在医院被诊为慢性胰腺炎。服厚朴泻胰汤一个疗程（15 剂，一剂服两天，计服一月），各症状明显好转；再服一个疗程，基本康复。

（三）疗程

煎汤服，一个疗程 15 剂（一剂服两天，计服一月），轻者服一个疗程，重者服两个疗程。

（四）服药禁忌

忌酒，不宜过饱，忌油腻。

（五）来源

本方源自《千家妙方》。供方医生：翟惟凯。

十六、便秘汤

组成：玄参 12 克，麦冬 12 克，生地黄 12 克，郁李仁 6 克，火麻仁 6 克，枳壳 6 克。

主治：便秘。

（一）病例一

王女士，84 岁，常发便秘，服便秘汤一个疗程（15 剂，一剂服两天，计服一月），症状明显好转。笔者对其随访半年，未见复发。

（二）病例二

李先生，65 岁，常发便秘，服黄连上清片、通便灵胶囊、复方芦荟胶囊，病情稍有好转，但过一段时间，病又复发，遂寻求中草药治疗。服便秘汤一个疗程（15 剂，一剂服两天，计服一月），病情大为好转；再服一月，基本康复。

（三）疗程

煎汤服，一个疗程 15 剂（一剂服两天，计服一月），轻者服一个疗程，重者服两个疗程。

（四）服药禁忌

忌酒，少吃辛辣、油腻、乳类、豆类食物。

（五）来源

《冉氏经验方》，供方医生：冉雪峰。

十七、茵陈赤小豆汤

组成：茵陈 30 克，赤小豆 12 克，薏苡仁 24 克，泽泻 10 克，苍术 10 克，黄柏 10 克，苦参 12 克，防己 10 克，佩兰 10 克，木通 10 克，白蔻 10 克，生甘草 5 克。

主治：血栓性静脉炎。

（一）病例一

潘先生，56 岁，双下肢红肿、疼痛、发黑。在医院被诊为血栓性静脉炎，服茵陈赤小豆汤一个疗程（15 剂，一剂服两天，计服一月），症状明显好转；再服一个疗程，症状基本消失。

（二）病例二

龙先生，36岁，双下肢红肿、发黑、疼痛。在医院被诊为血栓性静脉炎。住院半月，未见明显好转，遂寻求中草药治疗。服茵陈赤小豆汤一个月（15剂，一剂服两天，计服一月），症状大为好转；再服一月，病情基本痊愈。

（三）疗程

煎汤服，一个疗程15剂（一剂服两天，计服一月），轻者服一个疗程，重者服两至三个疗程。

（四）服药禁忌

忌酒，少吃辛辣、油腻、乳制品、生冷食品。

（五）来源

本方源自《千家妙方》，供方医生：李廷来。本方笔者在配方用量上做了一些调整。

十八、育真汤加味

组成：黄芪20克，党参20克，玄参20克，知母20克，山药20克，牡蛎20克，龙骨20克，丹参15克，生地黄20克，当归15克，鸡血藤20克，三棱5克，白术5克，白芍20克，首乌（制）15克，酸枣仁15克，鸡内金6克。

主治：再生障碍性贫血。

（一）病例一

严先生，48 岁，常见出血、感染、贫血，常自觉头晕、乏力、心悸、气短。在医院被诊为再生障碍性贫血。服育真汤加味一个疗程（15 剂，一剂服两天，计服一月），诸症状大为好转；再服一月，诸症状基本消失，至医院复查，病情基本痊愈。

（二）病例二

刘女士，67 岁，常自觉头昏、乏力、心悸、气短，牙常见出血，面见贫血貌，至医院被诊为再生障碍性贫血。服育真汤加味一个疗程（15 剂，一剂服两天，计服一月），各症状明显好转，遂再服一个月，以巩固疗效。

（三）疗程

煎汤服，一个疗程 15 剂（一剂服两天，计服一月），轻者服一个疗程，重者服两至三个疗程。

（四）服药禁忌

注意个人卫生，预防感染，注意休息，避免剧烈运动，避免受伤出血。

（五）来源

《中医特效处方集》，王宝林编著。本方笔者在配方组成及用量上做了一些调整。

十九、虚汗汤

组成：黄芪 15 克，牡蛎 15 克，当归 10 克，熟地黄 15 克，白芍 10 克，甘草 10 克，山茱萸 10 克，酸枣仁 10 克，党参 10 克，白术 10 克，五味子 10 克。

主治：虚汗，手足多汗。

（一）病例一

韦先生，22 岁，常出虚汗，手足多汗，无肺结核史。至医院查体，各项指标正常，不知何病，遂寻求中草药治疗。服虚汗汤一个疗程（15 剂，一剂服两天，计服一月），症状大为好转；再服一个疗程，病情基本痊愈。

（二）病例二

袁女士，20 岁，常流虚汗，手足亦多汗，至医院查体，无肺结核，各项指标皆正常。服虚汗汤一个疗程（15 剂，一剂服两天，计服一月），诸症状基本消失，病基本痊愈。

（三）病例三

杨先生，48 岁，近期因工作压力大，夜间常流虚汗，手足亦常多汗。至医院查体，并无明显异常，遂寻求中草药治疗。服虚汗汤一个疗程（15 剂，一剂服两天，计服一月），症状大为好转。

（四）按语

常流虚汗、常盗汗者，当先排除肺结核。

（五）疗程

煎汤服，一个疗程15剂（一剂服两天，计服一月），病情轻者服一个疗程，病情重者服两至三个疗程。

（六）服药禁忌

忌酒，加强饮食营养，注意休息，避免过劳。适当进行体育锻炼，增强体质。

（七）来源

本方为笔者自拟方。

二十、养血安眠汤

组成：珍珠母20克，夜交藤20克，白术20克，白芍20克，酸枣仁20克，当归20克，丹参20克，茯苓20克，三棱10克，莪术10克，柴胡10克，甘草10克，栀子10克，牡丹皮10克，南沙参10克，麦冬10克，黄芪10克。

主治：血虚失眠。

（一）病例一

曾女士，43岁，常失眠多梦，易醒。服养血安眠汤一个疗程

（15剂，一剂服两天，计服一月），症状明显好转。再服一个月，基本康复。

（二）病例二

蒋女士，51岁，夜间常难入睡，易醒。服养血安眠汤一个疗程（15剂，一剂服两天，计服一月），症状大为好转。

（三）病例三

田先生，46岁，常失眠多梦，易醒，白天没精神。面色苍白，体瘦，贫血貌。因忌惮吃西药会产生依赖性，寻求中草药治疗。服养血安眠汤一个疗程（15剂，一剂服两天，计服一月），各症状基本好转。

（四）按语

本方适用于血虚引起的失眠。

（五）疗程

煎汤服，一个疗程15剂（一剂服两天，计服一月），病情轻者服一个疗程，病情重者服两至三个疗程。

（六）服药禁忌

忌酒，少吃辛辣、油腻食物，少喝茶、咖啡。

（七）来源

《中医秘方全书》，肖国士、潘开明主编。本方笔者在配方组成及用量上做了一些调整。

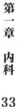

二十一、补肾安眠汤

组成：熟地黄 20 克，山茱萸 15 克，茯苓 15 克，酸枣仁 10 克，大枣 10 克，桑葚 20 克，五味子 10 克，夜交藤 10 克，菊花 10 克，牛膝 10 克，杜仲 10 克，枸杞子 20 克。

主治：肾虚失眠。

（一）病例一

陈先生，52 岁，常失眠、多梦、易醒，同时见肾虚症状，如夜尿多、性功能下降等。服补肾安眠汤一个疗程（15 剂，一剂服两天，计服一月），诸症状大为好转。再服一个疗程（计服一月），基本康复。

（二）病例二

徐先生，56 岁，夜间难入睡，睡眠不深，易惊醒，同时伴有肾虚症状，如夜尿多、性功能下降等。服补肾安眠汤一个疗程（15 剂，一剂服两天，计服一月），诸症状明显好转，遂再服一个月，以巩固疗效。

（三）病例三

康女士，54 岁，常失眠多梦、难以入睡、易醒。同时见腰膝酸软、四肢发凉、性冷淡等女性肾虚症状。服补肾安眠汤一个疗程（15 剂，一剂服两天，计服一月），各症状大为好转。

（四）按语

本方适用于肾虚引起的失眠。

（五）疗程

煎汤服，一个疗程15剂（一剂服两天，计服一月），病情轻者服一个疗程，病情重者服两至三个疗程。

（六）服药禁忌

忌酒，少吃辛辣、油腻食物，少喝茶、咖啡。

（七）来源

本方为笔者自拟方。

二十二、柴胡疏肝逍遥汤

组成：甘草10克，当归10克，茯苓10克，白芍10克，白术10克，柴胡10克，陈皮10克，川芎10克，香附10克，枳壳10克。

主治：抑郁症。

（一）病例一

张女士，18岁，因学习压力大，与同学间关系不顺，久至烦躁、失眠、身心憔悴，渐至产生厌世轻生情绪。至医院被诊为抑郁症。因患者年纪较小，家长不愿其吃抗抑郁西药，寻求中草药调理。服柴胡疏肝逍遥汤一个疗程（15剂，一剂服两天，计服一月），配合心理疏导，诸症状大为好转；再吃一个疗程（一个月），身体、精神皆逐渐好转，学习成绩亦逐渐提高。

（二）按语

此症主为心病，除生理方面需疏肝解郁、畅达气机外，心理方面应重视心理疏导，重点是用爱将其唤醒。

（三）疗程

一个疗程15剂（一剂服两天，计服一月），病情轻者服一个疗程，病情重者服两至三个疗程。

（四）服药禁忌

忌烟酒、辛辣、咖啡、浓茶、人参类等。

（五）来源

本方为笔者自拟方，系笔者将柴胡疏肝汤及逍遥汤二方组合而成，组方用量亦为笔者拟定。

二十三、加味秦艽汤

组成：黄芪15克，黄精15克，鸡血藤15克，秦艽30克，乌梢蛇6克，丹参15克，莲子10克，玉竹10克，党参10克，白芍12克，当归12克，女贞子15克，生地黄15克，黄连6克，漏芦10克，枸杞子10克，山茱萸10克，钩藤10克，川芎10克，甘草 5 克。

主治：系统性红斑狼疮。

（一）病例

吴先生，46 岁，鼻梁部现一蝶形红斑，常自觉疲劳、乏力，厌食，并常有口腔溃疡。在医院被诊为系统性红斑狼疮，服西药治疗一段时间，病情稍有缓解，过一段时间，病又复发作，遂寻求中草药治疗。服加味秦艽汤一个疗程（15 剂，一剂服两天，计服一月），诸症状有所好转；再服一个疗程（一个月），诸症状进一步好转。自此之后，病情基本稳定。

（二）疗程

煎汤服，一个疗程 15 剂（一剂服两天，计服一月），病情轻者服两个疗程，病情重者服六个疗程或更长。

（三）服药禁忌

忌酒、辛辣、油腻、芹菜、香菜、无花果等。

（四）来源

《中医特效处方集》，王宝林编著。本方笔者在配方组成及用量上做了一些调整。

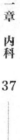

二十四、消瘤复元汤

组成：枸杞子 20 克，红枣 20 克，黄芪 20 克，薏苡仁 20 克，铁树叶 20 克，白英 20 克，垂盆草 20 克，半枝莲 20 克，仙鹤草 20 克，茯苓 20 克，鱼腥草 20 克，金银花 20 克，白花蛇舌草 20 克。

主治：辅助治疗各型肿瘤，肿瘤日常预防，癫痫。

（一）病例一

王先生，38 岁，常发干咳，胸部常觉隐痛，偶有血痰。在医院被诊为右肺黏液表皮样癌，淋巴结转移。体质尚佳，吃饭胃口还好。服消瘤复元汤一个疗程（15 剂，一剂服两天，计服一月），自觉症状有所好转，再服一月，笔者对其随访两年其仍健在。

（二）病例二

宋女士，67 岁，常发腹痛、排便异常，偶见便血，至医院被诊为直肠高级别上皮内瘤变，吃饭胃口尚佳。服消瘤复元汤一个疗程（15 剂，一剂服两天，计服一月），自觉症状有所好转，于是坚持再服两个疗程（两个月），笔者对其随访一年其仍健在。

（三）病例三

高女士，45 岁，常发头痛、呕吐，视力亦渐觉模糊，在医院被诊为脑瘤（良性），服消瘤复元汤一个疗程（15 剂，一剂服两天，计服一月），自觉症状有所好转，坚持再服两个疗程，诸症状基本消失。笔者对其随访两年，未见复发。

（四）病例四

男孩潘某，5岁，常发呕吐，走路不稳，言语不清，在医院被诊为脑瘤（良性），住院一月，症状无明显好转。因费用高昂，患儿家庭困难，不堪重负，寻求中草药治疗。服消瘤复元汤（儿童用量减半）一个疗程（15剂，一剂服两天，计服一月），诸症状有所好转，遂坚持再服两个疗程（两个月），患儿各症状均大为好转。

（五）病例五

杨先生，58岁，常觉腹痛、腹胀，在医院被诊为肝癌（中晚期）伴有肝硬化腹水，因瘤体硕大，无法手术，家属及患者本人不愿放化疗，遂寻求中草药治疗。服消瘤复元汤一个疗程（15剂，一剂服两天，计服一月），自觉症状有所好转，吃饭亦渐觉有胃口，遂坚持再服五个疗程（五个月），此后病情一直较稳定，笔者对其随访两年其仍健在。

（六）病例六

韦先生，54岁，常发头痛、呕吐，左侧肢体无力，渐至常发癫痫、抽搐。在医院被诊为脑瘤，住院一月，病情未见好转，寻求中草药治疗。服消瘤复元汤一个疗程（15剂，一剂服两天，计服一月），病情有所好转；再服一月，病情进一步好转；再服一月，基本康复。

（七）病例七

唐先生，54岁，因其部分亲戚患恶性肿瘤离世，遂至医院查体，虽无异常，仍自服中草药以做预防。服消瘤复元汤一个疗程（15 剂，一剂服两天，计服一月），一年后，至医院查体，无异常，后仍坚持再服一个疗程（一个月），以加强预防。

（八）病例八：用消瘤复元汤治疗癫痫

如前所述，笔者在用消瘤复元汤治疗脑瘤，特别是治疗脑膜瘤的过程中得到了灵感和启示，将此方大胆用于癫痫的治疗，竟取得了很好的疗效。

李女士，48 岁，曾有头部受伤史，常觉头晕头痛，渐次发展为癫痫，开始时月发一次，后渐至周发一次，再后竟至日发一次甚至日发几次，患者无法正常工作，痛苦不堪。至医院被诊为继发性癫痫，先时服苯妥英钠还能控制，但随着病情的逐渐加重，后再服竟分毫无效，遂寻求中草药治疗。服消瘤复元汤一个疗程（15 剂，一剂服两天，计服一月），此后三个月内，仅发作一次；再服一个疗程（一个月），后笔者对其随访一年，未见复发。

（九）按语

肿瘤一病，起病隐袭，常一查出即晚期，而对于当前一些常见的晚期恶性肿瘤，中西医皆尚无根治疗法。故此病当以预防为主，因此笔者建议正常人，特别是中老年人，即使查体无异常，仍应常规服用一些抗肿瘤的中草药，以做预防。本方以扶正祛邪为组方原则，一方面提高肌体免疫力，另一方面抑制肿瘤生长。

（十）疗程

煎汤服，一个疗程 15 剂（一剂服两天，计服一月），病情轻者服三个疗程（三个月），病情重者服六个疗程（六个月）或更长。

如将此方用于治疗癫痫，可服两至三个疗程。如做日常预防，可一年服一个疗程（一个月）。

（十一）服药禁忌

忌烟酒，少吃辛辣，饮食以新鲜食物为主，忌食加工食品、长期冷冻食品。若将此方用于治疗癫痫，当忌酒，少吃辛辣，忌咖啡、可乐，忌鱼虾海鲜，忌发物（如魔芋豆腐、母猪肉、羊肉、鹅肉等）。

（十二）来源

本方为笔者自拟方。

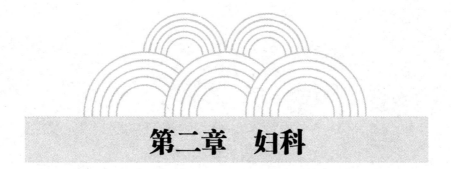

第二章　妇科

一、补脾调经汤

组成：生山药30克，白术30克，生鸡内金15克，当归12克，白芍12克，肉桂10克，香附10克。

主治：月经不调，月经过少，闭经，宫寒不孕，多囊卵巢综合征。

（一）病例一

潘女士，24岁，已婚三年，未曾受孕。在医院被诊为继发性闭经，闭经两年。口服黄体酮胶囊、坤泰胶囊，月经来一月后又止，仍未能受孕。寻求中草药治疗，服补脾调经汤一个疗程（15剂，一剂服两天，计服一月），未见明显反应；再服一月，已来月经，但经量仍较少；再服一月，经量较多，月经已基本正常。三月后受孕，后足月产下一子，发育正常。

（二）病例二

吴女士，45岁，月经过少，面色蜡黄，在医院被诊为月经不调、气血不足。服补脾调经汤一个疗程（15剂，一剂服两天，计服一月），月经量明显增加，气色亦转佳。

（三）病例三

代女士，26岁，月经过少，经色黑，有血块，手足冰凉，怕冷，宫寒不孕。服补脾调经汤一个疗程（15剂，一剂服两天，计服一月），月经量明显增加，经色好，无明显血块，手足不再觉冰凉，亦不再觉怕冷。二月后受孕。

（四）病例四

孟女士，36岁，月经过少，气色不佳。服补脾调经汤一个疗程（15剂，一剂服两天，计服一月），经量转多，气色转佳。

（五）病例五

廖女士，22岁，月经不调，经期不准，经量少，经色黑，有血块，手足冰凉，怕冷。服补脾调经汤一个疗程（15剂，一剂服两天，计服一月），诸症状明显好转；再服一月，诸症状基本消失，病获痊愈。

（六）病例六

蔡女士，38岁，闭经6个月，面色蜡黄，在医院被诊为卵巢早衰。服补脾调经汤一个疗程（15剂，一剂服两天，计服一月），已来月经，但经量仍较少；再服一月，经量增加，面色转好。

（七）病例七

孔女士，32岁，月经少，经色黑，有血块，常觉下腹虚冷。结婚八年，从未受孕，曾辗转多家大医院治疗，但终无结果，遂寻求中草药治疗。此乃宫寒不孕，拟服补脾调经汤一个疗程（15剂，一剂服两天，计服一月），一个疗程尚未服完，竟已受孕，后足月产下一子，发育正常。

（八）病例八：用补脾调经汤治疗多囊卵巢综合征

李女士，36 岁，闭经一年，体态肥胖，身上见多毛，已有一女，想生二胎，但一直未能受孕。在医院被诊为多囊卵巢综合征，服补脾调经汤一个疗程（15 剂，一剂服两天，计服一月），月经已来少许。笔者嘱其再服一月，并注意减肥，其后月经基本恢复正常，两月后受孕，后足月产下一子，发育正常，母子平安。

（九）疗程

煎汤服，一个疗程 15 剂（一剂服两天，计服一月），病情轻者服一个疗程，病情重者服两至三个病程。

（十）服药禁忌

忌烟酒，少吃辛辣，忌冰冷食物。

（十一）来源

《千家妙方》，供方医生：刘强。本方肉桂、香附二味药为笔者所加。

二、妇炎调经汤

组成：生山药 30 克，白术 30 克，生鸡内金 15 克，当归 12 克，白芍 12 克，柴胡 10 克，黄芩 10 克，黄柏 10 克，蒲公英 10 克，苦参 10 克，紫花地丁 10 克。

主治：月经不调，妇科炎症。

（一）病例一

徐女士，24 岁，月经不调，经少，色黑，常觉下腹痛，在医院被诊为盆腔炎、盆腔积液。服妇炎调经汤一个疗程（15 剂，一剂服两天，计服一月），月经见好，诸症状亦皆消失，病获痊愈。

（二）病例二

梁女士，27 岁，月经少，白带增多，常见黄带，腰腹酸痛，在医院被诊为宫颈炎、子宫直肠窝积液。服妇炎调经汤一个疗程（15 剂，一剂服两天，计服一月），月经情况见好，诸症状亦基本消失；到医院复查，子宫直肠窝积液消失，基本康复。

（三）病例三

毛女士，35 岁，月经不调，经少，色黑，有血块，常觉下腹痛，下元虚冷，在医院被诊为盆腔炎并输卵管伞端积水。其已有一女，6 岁；备孕二胎，三年一直未能受孕。服妇炎调经汤（加肉桂 10 克，香附 10 克）一个疗程（15 剂，一剂服两天，计服一月），月经情况见好，腹痛亦消失，下元亦不觉虚冷，两月后受孕，后足月产下一子，发育正常。注：因其宫寒，故加肉桂、香附，以祛其寒气，暖宫孕子。

（四）疗程

煎汤服，一个疗程 15 剂（一剂服两天，计服一月），病情轻者服一个疗程，病情重者服二个疗程。

（五）服药禁忌

忌烟酒，少吃辛辣，忌冰冷食物。

（六）来源

本方为笔者自拟方。本方在补脾调经汤的基础上，加了多味强效消炎中药，如宫寒则再加肉桂、香附，以祛其寒气。

三、四君子汤加味

组成：党参 30 克，白术 30 克，茯苓 20 克，甘草 10 克，莪术 30 克，三棱 30 克，牛膝 15 克，熟地黄 20 克，当归 15 克。

主治：子宫肌瘤。

（一）病例一

娄女士，49 岁，常觉下腹坠胀、疼痛，腰背酸痛，阴道偶见出血。至医院检查，被诊为子宫肌瘤，B 超显示瘤体如鸡蛋大小。因害怕手术，寻求中草药治疗。服四君子汤加味一个疗程（15 剂，一剂服两天，计服一月），自觉症状有所好转。再服一月，至医院复查，瘤体已明显缩小，遂坚持再服四个疗程（四个月），诸症状基本消失，至医院复查，瘤体已缩小至黄豆大小，至此基本康复。

（二）病例二

宋女士，39 岁，常觉下腹坠痛，经期延长，月经淋漓不尽。至医院被诊为子宫肌瘤，B 超显示瘤体似鸟蛋大小。服四君子汤加味三个疗程（45 剂，一剂服两天，计服三月），月经基本恢复正常，至医院复查，肌瘤已缩小到黄豆大小，病情基本痊愈。

（三）疗程

煎汤服，一个疗程 15 剂（一剂服两天，计服一月），肌瘤小者服三个疗程（三个月），肌瘤大者服六个疗程（六个月）。

（四）服药禁忌

忌烟酒、辛辣、黑豆、花生。

（五）来源

《千家妙方》，供方医生：曾广盛。本方笔者在配方组成及用量上做了一些调整。

四、加味化坚汤

组成：桃仁 9 克，杏仁 9 克，陈皮 9 克，牡丹皮 9 克，桂枝 9 克，甘草 6 克，醋 30 克，蜂蜜 30 克。

主治：卵巢囊肿。

（一）病例一

黄女士，36 岁，腹部常觉胀满，有下坠感，腰骶部觉酸痛，月经不调，常有下腹痛。服加味化坚汤一个疗程（15 剂，一剂服两天，计服一月），自觉症状明显好转；再服一个疗程（一个月），各症状基本消失。至医院复查，囊肿基本消失，病获痊愈。

（二）病例二

罗女士，38 岁，常发下腹痛，月经不调，痛经，黄带，在医院被诊为子宫纳氏囊肿、右卵巢囊肿、子宫积液。服加味化坚汤一个疗程（15 剂，一剂服两天，计服一月），诸症状大为好转；再服两个疗程（两个月），诸症状基本消失。至医院复查，各囊肿基本消失，积液亦不见，身体基本康复。

（三）病例三

姚女士，42 岁，常觉下腹痛，月经不调，痛经，月经淋漓不尽，在医院被诊为巧克力囊肿。服加味化坚汤一个疗程（15 剂，一剂服两天，计服一月），诸症状明显好转，患者信心大增，遂再服两个月，各症状基本消失，至医院复查，囊肿基本消失，病获痊愈。

（四）疗程

煎汤服，一个疗程 15 剂（一剂服两天，计服一月），病情轻者服一个疗程，病情重者服两至三个疗程。

（五）按语

本方妙在醋、蜜二味，一取酸收软坚，一取蜜润滋补，这样一收一润，促进癥块的速行。

（六）服药禁忌

忌烟酒，少吃辛辣、熏制品、腌制品、烧烤，可能有霉变的食物亦应尽量避免食用。

《千家妙方》，供方医生：丰明德。

五、消糜汤

组成：石菖蒲 20 克，车前子 10 克，黄柏 10 克，白术 10 克，败酱草 20 克，忍冬藤 20 克，土茯苓 20 克，甘草 10 克。

主治：宫颈糜烂。

（一）病例一

肖女士，33 岁，白带异常，常见黄带，反复下腹痛，在医院被诊为宫颈糜烂，并衣原体感染。服消糜汤一个疗程（15 剂，一剂服两天，计服一月），患者自觉各症状皆消失；再服一个疗程（一个月），至医院复查，各项指标皆正常，病情基本痊愈。

（二）病例二

覃女士，常发下腹胀痛，白带异常，在医院被诊为宫颈糜烂。服消糜汤一个疗程（15 剂，一剂服两天，计服一月），自觉各症状基本消失，至医院复查，各项指标基本正常，病情基本痊愈。

（三）疗程

煎汤服，一个疗程 15 剂（一剂服两天，计服一月），病情轻者服一个疗程，病情重者服两至三个疗程。

（四）服药禁忌

忌酒，少吃辛辣，忌羊肉、鱼虾，忌桂圆、红枣、蜂王浆等热性食品，忌太甜食品，饮食宜清淡。

（五）来源

本方为笔者自拟方。

六、元胡白芷汤

组成：元胡（延胡索）12克，白芷15克，熟地黄20克，白芍20克，当归12克，肉桂10克，莪术10克，川芎12克，香附12克，白术15克，茯苓12克，红花10克，甘草6克。

主治：痛经。

（一）病例一

林女士，25岁，常行经腹痛，在医院被诊为原发性痛经。服元胡白芷汤一个疗程（15剂，一剂服两天，计服一月），次月行经，已基本不痛；再服一月，此后痛经未见发作。

（二）病例二

谢女士，41岁，近来常行经腹痛，在医院被诊为继发性痛经。服元胡白芷汤一个疗程（15剂，一剂服两天，计服一月），此后行经再未见腹痛。

（三）疗程

煎汤服，一个疗程 15 剂（一剂服两天，计服一月），病情轻者服一个疗程，病情重者服两个疗程。

（四）服药禁忌

忌酒，少吃辛辣，忌食冰冷食物。

（五）来源

本方为笔者自拟方。

七、子宫腺肌汤

组成：乳香 15 克，没药 15 克，延胡索 15 克，丹参 15 克，郁金 15 克，枳壳 15 克，莪术 15 克，三棱 15 克，丁香 6 克，川楝子 10 克，青皮 10 克，木香 10 克。

主治：子宫腺肌症，子宫腺肌瘤。

（一）病例一

廖女士，37 岁，近三月来常行经腹痛、经期延长、痛经，至医院被诊为子宫腺肌症。服子宫腺肌汤一个疗程（15 剂，一剂服两天，计服一月），诸症状明显好转；再服一月，基本康复。

（二）病例二

孔女士，42 岁，近来常行经腹痛，经期延长，阴道常见出血，至医院被诊为子宫腺肌瘤。服子宫腺肌汤一个疗程（15剂，一剂服两天，计服一月），自觉症状明显减轻；再服一月，诸症状基本消失，至医院复查，腺肌瘤基本不见。

（三）疗程

煎汤服，一个疗程15剂（一剂服两天，计服一月），病情轻者服一个疗程，病情重者服两至三个疗程。

（四）服药禁忌

忌酒，少吃辛辣，忌激素类食物，忌补血类食物（如红枣、桂圆、阿胶、猪肝等），忌冰冷食物。

（五）来源

本方为笔者自拟方。

八、加减温肾通络汤

组成：淫羊藿15克，仙茅10克，当归10克，白芍10克，川芎10克，益母草20克，细辛3克，小茴香10克，乌药10克，甘草6克，黄芪10克，熟地黄10克，路路通10克，王不留行10克，橘核10克，荔枝核10克。

主治：输卵管堵塞。

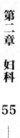

（一）病例一

董女士，32岁，平素月经不调，偶觉下腹痛。婚后五年，未曾受孕。在医院被诊为双侧输卵管堵塞。服加味温肾通络汤一个疗程（15剂，一剂服两天，计服一月），并用煎过的药渣热敷少腹，一月后至医院复查，双侧输卵管恢复通畅。随后受孕，后足月顺产一男孩，发育良好。

（二）病例二

马女士，36岁，曾因宫外孕切除左侧输卵管，后常见月经不调，常有下腹痛，且多年未受孕，至医院被诊为右侧输卵管堵塞并伞端积水，辗转多家大医院求治未果，转而寻求中草药治疗。服加减温肾通络汤一个疗程（15剂，一剂服两天，计服一月），并用煎过药渣热敷少腹。一月后至医院复查，输卵管已畅通，输卵管伞端亦未见积水。一月后即受孕，后足月顺产一子，发育良好。

（三）疗程

煎汤服，并用煎过药渣热敷少腹，一个疗程15剂（一剂服两天，计服一月），病情轻者服一个疗程，病情重者服两个疗程。

（四）服药禁忌

忌酒，少吃辛辣，忌食冰冷食物。

（五）来源

《千家妙方》，供方医生：杨斌民。本方笔者在配方组成及用量上做了一些调整。

九、保胎灵汤

组成：熟地黄 20 克，牡蛎 20 克，五味子 10 克，桑寄生 20 克，巴戟天 15 克，白术 20 克，山药 20 克，白芍 15 克，龙骨 15 克，续断 15 克，枸杞子 20 克，杜仲 15 克，菟丝子 15 克。

主治：习惯性流产，习惯性胎停。

（一）病例一

宠女士，33 岁，连续受孕三次，均在三个月后胎儿停止发育。至医院查体，无异常。服保胎灵汤一个疗程（15 剂，一剂服两天，计服一月），后第四次受孕，终于正常发育，足月顺产一子，发育良好。

（二）病例二

罗女士，30 岁，习惯性流产多次，至医院查体无异常，服保胎灵汤一个疗程（15 剂，一剂服两天，计服一月），两月后受孕，后足月顺产一女，发育良好。

（三）疗程

煎汤服，一个疗程 15 剂（一剂服两天，计服一月），病情轻者服一个疗程，病情重者服两个疗程。

（四）服药禁忌

忌烟酒，少吃辛辣，忌食冰冷食物。

（五）来源

《中华人民共和国卫生部药品标准：中药成方制剂（第四册）》，"保胎灵"项。对于本方组成笔者做了一些调整，本方用量亦为笔者拟定。

十、乌贼敛血汤

组成：乌贼骨 10 克，黄芪 10 克，党参 10 克，白术 10 克，龙骨 10 克，牡蛎 10 克，侧柏叶 10 克，蒲黄 10 克。

主治：妇女崩漏，月经淋漓不尽。

（一）病例

汪女士，39 岁，月经不调，经期延长，月经淋漓不尽，常下腹痛。服乌贼敛血汤一个疗程（15 剂，一剂服两天，计服一月），诸症状恢复正常，病获痊愈。

（二）疗程

煎汤服，一个疗程 15 剂（一剂服两天，计服一月），病情轻者服一个疗程，病情重者服两个疗程。

（三）服药禁忌

忌酒，少吃辛辣、油腻，忌食冰冷食物。

（四）来源

本方为笔者自拟方。

十一、蒲王汤

组成：蒲公英 15 克，王不留行 15 克，金银花 10 克，连翘 10 克，木通 10 克，柴胡 10 克，牛蒡子 10 克，生地黄 10 克，赤芍 10 克，甘草 5 克，瓜蒌皮 10 克，黄芩 10 克，栀子 10 克。

主治：急慢性乳腺炎，乳房肿痛。

（一）病例一

白女士，38 岁，突发乳房肿痛，在医院被诊为急性乳腺炎。服蒲王汤一个疗程（15 剂，一剂服两天，计服一月），肿痛皆愈，病获痊愈。

（二）病例二

魏女士，35 岁，常发乳房肿痛，在医院被诊为慢性乳腺炎。服蒲王汤一个疗程（15 剂，一剂服两天，计服一月），诸症状基本消失，遂再服一月巩固之。

（三）疗程

一个疗程15剂（一剂服两天，计服一月），急性乳腺炎服一个疗程，慢性乳腺炎服两个疗程。

（四）服药禁忌

忌酒，少吃辛辣，忌鱼虾海鲜，忌油腻。

（五）来源

《千家妙方》，供方医生：林如金。本方笔者在配方组成及用量上做了一些调整。

十二、加味瓜蒌汤

组成：当归12克，瓜蒌皮30克，乳香5克，没药5克，甘草5克，橘核15克，荔枝核15克。

主治：乳腺增生。

（一）病例一

周女士，40岁，常发乳房胀痛，散发多个肿块，在医院被诊为乳腺增生。服加味瓜蒌汤一个疗程（15剂，一剂服两天，计服一月），疼痛减轻，肿块明显缩小；再服一个疗程（一个月），疼痛基本消失，肿块基本不见。

（二）病例二

李女士，22岁，常发乳房胀痛，可触及多个大小不等肿块，在医院被诊为乳腺小叶增生。服加味瓜蒌汤一个疗程，疼痛大为减轻，肿块亦明显缩小；再服一月，诸症状基本消失，病获痊愈。

（三）疗程

煎汤服，一个疗程15剂（一剂服两天，计服一月），病情轻者服一个疗程，病情重者服两个疗程。

（四）服药禁忌

忌酒，少吃辛辣，忌油腻、鱼虾海鲜，忌腌制食品，忌咖啡、巧克力等。

（五）来源

《千家妙方》，供方医生：曾广盛。本方笔者在配方用量上做了一些调整。

十三、乳块消汤

组成：夏枯草15克，鱼腥草15克，丹参15克，牡蛎15克，紫草10克，浙贝母8克，乳香10克，没药10克，大青叶10克，橘核15克。

主治：乳腺增生，乳房肿块、结节，乳房扁小。

（一）病例一

戚女士，28 岁，常发乳房胀痛，内有大小不一多个肿块，在医院被诊为乳腺增生。服乳块消汤一个疗程（15 剂，一剂服两天，计服一月），诸症状大为好转；再服一个疗程（一个月），诸症状基本消失。

（二）病例二

陈女士，35 岁，常发乳房胀痛，乳房内见多个肿块、结节，在医院被诊为乳腺增生、乳腺结节。服乳块消汤一个疗程（15 剂，一剂服两天，计服一月），诸症状明显好转；再服一个疗程，诸症状基本消失，肿块亦基本不见。

（三）病例三：用乳块消汤治疗乳房扁小

笔者在治疗乳腺增生与乳腺结节的过程中，发现本方具有较强的丰乳作用，于是将本方用于乳房扁小的治疗，竟也取得了较好疗效。

陆女士，23 岁，平素乳房扁小，至医院查体，并无异常。服乳块消汤一个疗程（15 剂，一剂服两天，计服一月），自觉乳房明显胀大；再服一个疗程，乳房明显比之前硕大丰满。

（四）按语

乳腺增生、结节应注意与乳腺肿瘤相区别，如为乳腺肿瘤，当服前述消瘤复元汤方可见效。

（五）疗程

煎汤服，一个疗程 15 剂（一剂服两天，计服一月），病情轻者服一个疗程，病情重者服两至三个疗程。

（六）服药禁忌

忌酒，少吃辛辣，忌油腻、鱼虾海鲜，忌腌制食品，忌咖啡、巧克力等。

（七）来源

《中医特效处方集》，王宝林编著。本方笔者在配方组成及用量上做了一些调整。

十四、发乳汤

组成：穿山甲（制）6克，生山药30克，木通10克，通草8克。
主治：产后缺乳。

（一）病例

王女士，28岁，产后缺乳。服发乳汤一个疗程（3剂，一剂服两天，计服六天），饮食上配合甜酒鸡蛋、乌江鱼、猪蹄等，乳汁渐增多，小儿饱食无忧。

（二）疗程

煎汤服，一个疗程3剂（一剂服两天，计服六天），病情轻者服一个疗程，病情重者服两个疗程。

（三）服药禁忌

忌酒，少吃辛辣，忌油炸食品，忌生冷。

（四）来源

本方为笔者自拟方。

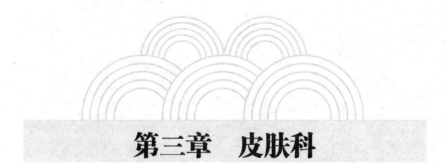

第三章　皮肤科

一、血毒汤

组成：萆薢 10 克，苍术 10 克，黄柏 10 克，泽泻 10 克，薏苡仁 30 克，牡丹皮 10 克，土茯苓 30 克，通草 10 克，马齿苋 30 克。

主治：感染性皮肤病，带状疱疹，口腔疱疹，生殖器疱疹，疱疹神经痛，尖锐湿疣。

（一）病例一：用血毒汤治疗感染性皮肤病

赵先生，18 岁，全身散发多处米粒大丘疹，红肿，奇痒。在医院被诊为感染性皮炎。西药内服、外擦三日，分毫无效。服血毒汤一个疗程（15 剂，一剂服两天，计服一月），丘疹全部消失，瘙痒全无，病获痊愈。

（二）病例二：用血毒汤治疗带状疱疹

钟先生，35 岁，胸腹部、腰部散发大片丘疹和水疱，疼痛难忍，在医院被诊为带状疱疹（俗称"蛇缠腰"）。服血毒汤一个疗程（15 剂，一剂服两天，计服一月），同时用煎服的汤药外擦，丘疹、水疱全部消失，亦未再觉疼痛。

（三）病例三：用血毒汤治疗口腔疱疹

金女士，59 岁，口腔内外散发多个细小水疱，自觉热痛难忍，至医院被诊为口腔疱疹。服血毒汤一个疗程（15 剂，一剂服两天，计服一月），同时用煎服的汤药外擦，口腔内外水疱全部消失，亦未再觉疼痛，病获痊愈。

（四）病例四：用血毒汤治疗生殖器疱疹

孙先生，58岁，生殖器及肛门周围散发多个细小水疱，常自觉刺痛，在医院被诊为生殖器疱疹。服血毒汤一个疗程（15剂，一剂服两天，计服一月），同时用煎服的汤药外擦，细小水疱消去大半。再服一月，细小水疱基本全部消失，亦未再觉刺痛，为防复发，再服一月。

（五）病例五：用血毒汤治疗疱疹神经痛

董女士，57岁，原腰部曾患带状疱疹，经医院住院治疗，皮肤外部疱疹已全部消失，但皮肤内部却刺痛难忍，医院诊为疱疹神经痛，并称此无特效药。患者遂出院，寻求中草药治疗。服血毒汤一个疗程（15剂，一剂服两天，计服一月），皮肤内刺痛大为缓解；再服一个疗程，皮肤内刺痛基本消失，病获痊愈。

（六）病例六：用血毒汤治疗尖锐湿疣

金先生，54岁，生殖器、肛周散发多个菜花状丘疹，偶觉刺痛、瘙痒。在医院输阿昔洛韦、干扰素等治疗，未见明显好转，后又用激光治疗，疣体似被杀灭，但过一段时间，新的疣体又逐渐长出。患者大惊，遂寻求中草药治疗。服血毒汤一个疗程（15剂，一剂服两天，计服一月），疣体未见明显变化，笔者嘱其再服一月，疣体仍未见明显变化；笔者仍嘱其再服一月，疣体还是未见明显变化。患者有些失望，但笔者嘱其不用管它。此后数月，疣体竟逐渐脱落。后笔者对其随访两年，未见复发。

（七）疗程

煎汤服，一个疗程 15 剂（一剂服两天，计服一月）。普通感染性皮炎服药一个疗程；口腔疱疹服药一个疗程，同时外擦；带状疱疹（俗称"蛇缠腰"）服药两个疗程，同时外擦；疱疹神经痛服药两个疗程；生殖器疱疹服药两个疗程，同时外擦；尖锐湿疣服药三个疗程，同时外擦。

（八）服药禁忌

忌酒、发物（魔芋豆腐、牛肉、羊肉、狗肉、鹅肉）、鱼虾海鲜。

（九）来源

《性病解惑》，李元文、张丰川主编。原方无方名，由于本方具有强大而广谱的抗病毒作用，笔者拟其名为"血毒汤"。

二、龙胆泻肝汤加减（一）

组成：龙胆草 10 克，黄芩 10 克，柴胡 10 克，败酱草 10 克，野菊花 10 克，土茯苓 30 克，紫花地丁 30 克，车前子 10 克，泽泻10 克。

主治：淋病。

（一）病例一

杜先生，25 岁，突发小便刺痛、尿道口流脓，在医院被诊为淋病。注射大观霉素 2 克，病见好转，但过一段时间，病又复发，遂寻求中草药治疗。服龙胆泻肝汤加减一个疗程（15 剂，一剂服两天，计服一月），诸症状消失，病获痊愈。

（二）病例二

罗女士，37 岁，突发尿频、尿急、尿道口刺痛，在医院被诊为淋病。服龙胆泻肝汤加减一个疗程（15 剂，一剂服两天，计服一月），诸症状消失，病获痊愈。

（三）疗程

煎汤服，一个疗程 15 剂（一剂服两天，计服一月）。

（四）服药禁忌

忌酒、竹笋、菠菜、辛辣、咖啡、浓茶。

（五）来源

《性病解惑》，李元文、张丰川主编。

三、土苍合剂

组成：土茯苓 120 克，苍耳子 15 克，白鲜皮 15 克，甘草 6 克。
主治：梅毒。

（一）病例一

姜先生，63 岁，生殖器突发红色丘疹、硬块，常有瘙痒。在医院被诊为梅毒，注射氨苄西林 1 克，连续三日，病见好转。但过一段时间，病又复发，遂寻求中草药治疗。服土苍合剂一个疗程（15 剂，一剂服两天，计服一月），诸症状消失，病获痊愈。

（二）病例二

唐女士，35 岁，外阴见无痛性硬结，皮肤常见结节性丘疹，在医院被诊为三期梅毒。服土苍合剂一个疗程（15 剂，一剂服两天，计服一月），诸症状大为好转；再服一个疗程（一个月），诸症状基本消失，病获痊愈。

（三）疗程

煎汤服，一个疗程 15 剂（一剂服两天，计服一月），病情轻者服一个疗程，病情重者服两个疗程。

（四）服药禁忌

忌酒，辛辣、菌类、鱼虾海鲜、樱桃、杨梅及油腻食品。

（五）来源

福建省福安县卫生研究所朱延山方。

四、荆防汤

组成：荆芥 10 克，防风 10 克，白僵蚕 10 克，浮萍 10 克，甘草 10 克，金银花 10 克，牛蒡子 10 克，牡丹皮 10 克，生地黄 10 克，黄芩 10 克，薄荷 10 克，蝉蜕 6 克。

主治：荨麻疹。

（一）病例一

黄先生，41 岁，全身多处散发风团、水肿，奇痒无比，在医院被诊为荨麻疹，口服转移因子胶囊、氯雷他定片、盐酸西替利嗪片，病情有所好转，但没过多久，病又复发，遂寻求中草药治疗。服荆防汤一个疗程（15 剂，一剂服两天，计服一月），诸症状基本消失，遂再服一个疗程（一个月）巩固，以防复发。

（二）病例二

雷女士，23 岁，全身散发多处风团，奇痒无比，在医院被诊为荨麻疹，经西医治疗，有所好转，但后来仍经常发作，反反复复，遂寻求中草药治疗。服荆防汤一个疗程（15 剂，一剂服两天，计服一月），诸症状基本消失，遂再服一个疗程巩固之，以防复发。

（三）疗程

煎汤服，一个疗程 15 剂（一剂服两天，计服一月），病情轻者服一个疗程，病情重者服两至三个疗程。

（四）服药禁忌

忌酒、辛辣、鱼虾海鲜、魔芋豆腐、牛肉、羊肉、狗肉、鹅肉等。

（五）来源

《赵炳南临床经验集》，赵炳南方。

五、加味化瘀消坚汤

组成：生地黄 20 克，牡丹皮 10 克，赤芍 10 克，蒲公英 10 克，蚤休 5 克，夏枯草 10 克，昆布 10 克，海藻 10 克，三棱 10 克，莪术 10 克。

主治：青春痘，痤疮。

（一）病例一

周女士，19 岁，面部散发多处青春痘，在医院被诊为囊肿性痤疮，自用多款祛痘化妆品，未见好转，反而越来越严重，遂寻求中草药治疗。服加味化瘀消坚汤一个疗程（15 剂，一剂服两天，计服一月），脸上痘痘消去大半；再服一个疗程（一个月），脸上痘痘基本不见。

（二）病例二

金先生，30 岁，脸上散发多处青春痘，有时觉得热、痒，去医院被诊为囊肿性痤疮，使用西药口服、外擦，未见明显好转，遂寻求中草药治疗。服加味化瘀消坚汤一个疗程（15 剂，一剂服两天，计服一月），脸上痘痘消去大半；再服一月，脸上痘痘基本不见，痘印亦不明显。

（三）疗程

煎汤服，一个疗程 15 剂（一剂服两天，计服一月），病情轻者服一个疗程，病情重者服两个疗程。

（四）服药禁忌

忌酒，少吃辛辣、油腻，少熬夜。

（五）来源

《千家妙方》，供方医生：朱仁康。本方笔者在组方用量上做了一些调整。

六、水牛角汤

组成：水牛角 20 克，生地黄 20 克，当归 10 克，牡丹皮 10 克，蝉蜕 10 克，赤芍 10 克，桑叶 10 克，黄芩 10 克，黄连 6 克，白花蛇舌草 15 克，生石膏 20 克，甘草 6 克。

主治：痤疮（青春痘）。

（一）病例一

潘女士，34 岁，脸上散发多处青春痘，偶觉发热、瘙痒。自用多款祛痘化妆品，分毫无效。服水牛角汤一个疗程（15 剂，一剂服两天，计服一月），脸上痘痘消去大半；再服一个疗程，脸上痘痘基本不见，痘痕亦不明显。

（二）病例二

张先生，28岁，脸上散发多处青春痘，常自觉瘙痒、发热。服水牛角汤一个疗程（15剂，一剂服两天，计服一月），脸上痘痘消去大半；再服一个疗程（一个月），脸上痘痘基本不见。

（三）疗程

煎汤服，一个疗程15剂（一剂服两天，计服一月），病情轻者服一个疗程，病情重者服两个疗程。

（四）服药禁忌

忌酒，少吃辛辣、油腻，少熬夜。

（五）来源

《千家妙方》，供方医生：刘云龙。本方笔者在配方组成及用量上做了一些调整。原方名为"犀角地黄汤合泻心汤加减"，然方中显然没有犀角，再者犀角价格昂贵，且犀牛现为国家一级保护动物，因此犀角难以获得，故本方笔者拟名为水牛角汤，似更为贴切。

七、如意黑白汤

组成：旱莲草20克，白芷20克，何首乌（制）20克，刺蒺藜20克，紫草10克，蚤休5克，丹参20克，苦参20克，苍术20克。

主治：白癜风。

（一）病例一

李先生，24岁，面部、颈部、手上多处出现白斑，在医院被诊为白癜风。服如意黑白汤一个疗程（15剂，一剂服两天，计服一月），同时用肉桂30克、补骨脂90克、白酒500克，泡药酒外擦，白斑消失大半。再服一个疗程（一个月），同时外擦药酒，白斑基本不见。

（二）病例二

文女士，34岁，全身多处散发大小不等片状白斑，在医院被诊为白癜风。服如意黑白汤一个疗程（15剂，一剂服两天，计服一月），同时用肉桂30克、补骨脂90克、白酒500克，泡药酒外擦，白斑明显减少；再服一个疗程（一个月），同时外擦药酒，白斑基本消失。

（三）疗程

一个疗程15剂（一剂服两天，计服一月），同时外擦药酒，病情轻者用药一个疗程，病情重者用药两个疗程。

（四）服药禁忌

忌酒，少吃辛辣、羊肉、鹅肉、鱼虾海鲜、橘子、杨梅、西红柿、樱桃、方便面、火腿肠，忌日晒。

（五）来源

《千家妙方》，供方医生：来春茂。本方笔者在配方组成及用量上做了一些调整。

八、苍术黄柏汤

组成：苍术 15 克，黄柏 10 克，续断 15 克，鸡血藤 12 克，金银花 15 克，板蓝根 15 克，大青叶 10 克，蒲公英 20 克，连翘 10 克，石斛 10 克，滑石 10 克，甘草 5 克。

主治：过敏性紫癜。

（一）病例一

金女士，41 岁，全身多处散发紫红斑块，常伴有腹痛、关节痛，在医院被诊为过敏性紫癜。服苍术黄柏汤一个疗程（15 剂，一剂服两天，计服一月），身上斑块大部分消失或减轻，胃肠道、关节等位置症状亦明显缓解；再服一个疗程（一个月），诸症状基本消失。

（二）病例二

冉先生，25 岁，全身多处散发紫红色丘疹，关节痛，肠胃不适，偶有呕吐，在医院被诊为过敏性紫癜。服苍术黄柏汤一个疗程（15 剂，一剂服两天，计服一月），诸症状明显好转；再服一个疗程（一个月），诸症状基本消失，病获痊愈。

（三）疗程

煎汤服，一个疗程 15 剂（一剂服两天，计服一月，如为儿童，用量减半），病情轻者服一个疗程，病情重者服两个疗程。

（四）服药禁忌

忌酒，忌鱼虾海鲜，少吃辛辣，忌蛋类、奶类，忌油腻。

（五）来源

《中医秘方全书》，肖国士、潘开明编著。本方笔者在配方用量方面做了一些调整。

九、清荣饮

组成：槐米20克，地榆15克，白茅根20克，白芍15克，玄参15克，金银花15克，生地黄20克，大枣60克，鸡内金15克，麦芽10克，神曲10克，山楂10克。

主治：过敏性紫癜。

（一）病例一

张先生，34岁，全身多处出现紫红色丘疹、斑块，关节痛，伴有肠胃反应，在医院被诊为过敏性紫癜。服清荣饮一个疗程（15剂，一剂服两天，计服一月），全身症状大为减轻；再服一个疗程，全身症状基本消失。

（二）病例二

李女士，41岁，全身多处散发紫红色丘疹，关节痛，腹痛，偶有恶心呕吐，在医院被诊为过敏性紫癜。服清荣饮一个疗程（15剂，一剂服两天，计服一月），诸症状明显好转；再服两个疗程（两个月），诸症状基本消失。笔者对其随访一年，未见复发。

（三）疗程

煎汤服（儿童用量减半），一个疗程 15 剂（一剂服两天，计服一月），病情轻者服一个疗程，病情重者服两至三个疗程。

（四）服药禁忌

忌酒，忌鱼虾海鲜，少吃辛辣，忌蛋类、奶类，忌油腻。

（五）来源

《中医杂志》，1987 年第 12 期，王祉然方。

十、鱼鳞汤

组成：黄芪 20 克，黑芝麻 20 克，丹参 15 克，地肤子 15 克，当归 10 克，生地黄 15 克，熟地黄 15 克，枸杞子 10 克，首乌（制）15 克，白鲜皮 15 克，山药 15 克，苦参 15 克，防风 10 克，川芎 10 克，桂枝 10 克，蝉蜕 6 克，甘草 10 克。

主治：鱼鳞病。

（一）病例

李先生，62 岁，全身皮肤干燥、脱屑，伴有鱼鳞状皮损，在医院被诊为鱼鳞病。服鱼鳞汤一个疗程（15 剂，一剂服两天，计服一月），身上鱼鳞状皮损明显好转；再服两个疗程（两个月），身上皮损大部分已恢复正常。

（二）疗程

煎汤服，一个疗程 15 剂（一剂服两天，计服一月），病情轻者服一个疗程，病情重者服两至三个疗程。

（三）服药禁忌

忌酒，少吃辛辣、油腻，忌鱼虾海鲜。

（四）来源

《中医杂志》，1980 年第 8 期，周鸣岐方。

十一、滋补生发汤

组成：当归 15 克，生地黄 20 克，川芎 15 克，桑葚 20 克，黄芪 20 克，黑芝麻 20 克，桑叶 10 克，首乌（制）20 克，菟丝子 20 克，枸杞子 20 克，侧柏叶 20 克，熟地黄 20 克，女贞子 20 克，旱莲草 15 克，鸡血藤 20 克。

主治：脱发，斑秃。

（一）病例一

黄先生，39 岁，常脱发，局部出现斑秃。服滋补生发汤一个疗程（15 剂，一剂服两天，计服一月），脱发明显减少，斑秃部分开始长出新发；再服两个疗程（两个月），脱发已经很少，斑秃部分基本恢复如常。

（二）病例二

邵女士，45 岁，掉发严重，部分区域已出现斑秃，面容憔悴，气色不华。服滋补生发汤一个疗程（15 剂，一剂服两天，计服一月），脱发大为减少，斑秃部分已有新发长出；再服两个疗程（两个月），脱发已经很少，斑秃部分大体已恢复如常，气色亦转佳。

（三）疗程

煎汤服，一个疗程 15 剂（一剂服两天，计服一月），病情轻者服一个疗程，病情重者服两至三个疗程。

（四）服药禁忌

忌酒，少吃辛辣、油腻、过甜食品。

（五）来源

《中国药典》2020 年版，"滋补生发片"项。本方配方用量为笔者所拟。

十二、养血乌发汤

组成：黑芝麻 20 克，枸杞子 20 克，生地黄 20 克，首乌（制）

20 克，桑葚 20 克，桑白皮 20 克，大枣 20 克，当归 10 克，川芎 10 克。

主治：白发。

（一）病例

吴先生，37 岁，面容憔悴，头发早白。服养血乌发汤一个疗程（15 剂，一剂服两天，计服一月），白发有所减少；再服一个疗程（一个月），白发明显减少，面色亦明显转佳。

（二）疗程

煎汤服，一个疗程 15 剂（一剂服两天，计服一月），病情轻者服一个疗程，病情重者服两至三个疗程。

（三）服药禁忌

忌酒，少吃辛辣，忌生冷、油腻。

（四）来源

本方为笔者自拟方。

十三、银屑汤

组成：白鲜皮 30 克，金银花 15 克，连翘 15 克，土茯苓 30 克，生地黄 20 克，白茅根 20 克，苦参 15 克，防风 10 克，地肤子 15 克，丹参 15 克，鸡血藤 20 克，当归 15 克。

主治：银屑病（牛皮癣）。

（一）病例一

李女士，19 岁，全身多处出现红色斑块，表面覆盖有一层银白色鳞屑，皮肤瘙痒、灼痛，在医院被诊为银屑病（俗称"牛皮癣"），西药内服、外擦，效果不明显。服银屑汤一个疗程（15 剂，一剂服两天，计服一月），症状有所好转；再服一月，各症状大为好转。

（二）病例二

蔡先生，42 岁，全身多处散发红色斑块，表面覆盖有一层银白色鳞屑，皮肤瘙痒、灼热、疼痛，在医院被诊为银屑病。服银屑汤一个疗程（15 剂，一剂服两天，计服一月），诸症状有所好转，于是再坚持服两个疗程（两个月），诸症状大为好转。

（三）疗程

煎汤服，一个疗程 15 剂（一剂服两天，计服一月），病情轻者服一个疗程，病情重者服两至三个疗程。

（四）服药禁忌

忌酒，少吃辛辣，忌鱼虾海鲜，忌发物（牛肉、羊肉、鹅肉、卤肉、魔芋豆腐、腌制品等）。

（五）来源

《国家级名老中医验方大全》，耕耘、李蓉编。供方医生：周鸣岐。本方笔者在配方用量上做了一些调整。

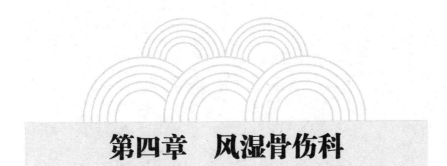

第四章　风湿骨伤科

一、流气止痛汤

组成：木瓜 12 克，乌药 12 克，陈皮 12 克，香附 12 克，郁金 12 克，钩藤 12 克，鸡血藤 20 克，川芎 10 克，柴胡 10 克，乳香 10 克，没药 10 克，丝瓜络 10 克，木香 6 克，蜂房 6 克，白芷 6 克，白术 10 克，车前草 20 克。

主治：痛风，痛风性关节炎，痛风结节，高尿酸血症，结节红斑。

（一）病例一

王先生，60 岁，突发右脚拇指跖趾关节红肿、疼痛。在医院查体，尿酸偏高，被诊为痛风性关节炎。服流气止痛汤一个疗程（15 剂，一剂两天，计服一月），诸症状基本消失，尿酸亦恢复至正常值。

（二）病例二

杨女士，65 岁，常发左脚踝关节、膝关节肿痛，在医院查体，尿酸偏高，被诊为痛风性关节炎。服流气止痛汤一个疗程（15 剂，一剂服两天，计服一月），诸症状基本好转；再服一个疗程，诸症状明显好转，尿酸亦明显降低。

（三）病例三

龙先生，68 岁，双手指关节散发多个结节，疼痛。在医院查体，尿酸偏高，被诊为痛风结节。服流气止痛汤一个疗程（15剂，一剂服两天，计服一月），关节疼痛明显减轻，结节亦有所缩小；坚持再服两个疗程，关节疼痛基本消失，结节进一步缩小，至医院复查，尿酸亦明显降低。

（四）病例四：用流气止痛汤治疗结节红斑

用流气止痛汤治疗结节红斑是笔者的一个发明，笔者在研究了结节红斑的病理病因后，大胆采用此方进行治疗，果然取得了良效。

黄女士，48岁，左、右小腿对称散发多个结节，皮肤表面见多个红斑，结节处自觉疼痛和压痛，在医院被诊为结节红斑。服流气止痛汤一个疗程（15剂，一剂服两天，计服一月），诸症状明显好转；再服一个月，诸症状基本消失，病获痊愈。

（五）疗程

煎汤服，一个疗程15剂（一剂服两天，计服一月），病情轻者服一个疗程，病情重者服两至三个疗程。对于有痛风关节变形、结节的患者，须服六个疗程（六个月）以上。

（六）服药禁忌

忌酒（特别是啤酒），忌鱼虾海鲜，忌动物内脏，忌特别甜的饮料、苹果、香蕉、西瓜等，忌豆芽、豆腐、甘蓝。

（七）来源

《中医特效处方集》，王宝林编著。

本方笔者在配方组成及用量上做了一些调整。本方车前草为笔者所加，本味药对降低血尿酸有着重要的作用。

二、祛风除湿汤

组成：青风藤 15 克，威灵仙 10 克，薏苡仁 15 克，防风 15 克，山楂 15 克，山药 15 克，狗脊 15 克，土鳖虫 15 克，羌活 15 克，秦艽 10 克，当归 10 克，甘草 5 克。

主治：风湿，类风湿，关节炎。

（一）病例一

阳先生，62 岁，全身关节痛，膝关节、肘关节尤甚，局部红肿、灼热。在医院被诊为风湿性关节炎。服祛风除湿汤一个疗程（15 剂，一剂服两天，计服一月），诸症状明显缓解，遂再服一个疗程（一个月），以巩固疗效。

（二）病例二

蒙女士，47 岁，左右手指关节、腕关节肿胀、疼痛，常见晨僵，在医院被诊为类风湿性关节炎。服祛风除湿汤一个疗程（15 剂，一剂服两天，计服一月），诸症状大为好转；再服一个疗程（一个月），诸症状基本消失。

（三）疗程

煎汤服，一个疗程 15 剂（一剂服两天，计服一月），病情轻者服一个疗程，病情重者服两至三个疗程。

（四）服药禁忌

忌烟酒，少吃辛辣，忌乳制品，忌油腻、甜食，忌咖啡、茶。

（五）来源

本方为笔者自拟方。

三、益肾活血汤

组成：桂枝 20 克，白芍 20 克，大枣 20 克，黄芪 20 克，当归 15 克，牛膝 15 克，枸杞子 20 克，伸筋草 15 克，鸡血藤 20 克。

主治：颈椎病，肩周炎，手脚麻木，脑供血不足，肾囊肿。

（一）病例一

顾女士，50 岁，常发颈背疼痛、僵硬，在医院被诊为颈椎病，合并肩周炎。服益肾活血汤一个疗程（15 剂，一剂服两天，计服一月），诸症状明显好转；再服一个疗程（一个月），诸症状基本消失。

（二）病例二

陆先生，41 岁，常觉手脚麻木，至医院查体，未见异常。服益肾活血汤一个疗程（15 剂，一剂服两天，计服一月），症状大为好转，遂再服一个疗程巩固。

（三）病例三

向先生，62岁，常觉头晕、头痛，易疲劳，睡眠不佳，手脚麻木。在医院被诊为脑供血不足。服益肾活血汤一个疗程（15剂，一剂服两天，计服一月），诸症状明显好转；再吃一个疗程，身体基本恢复正常。

（四）病例四

顾女士，43岁，常感腰部不适、疼痛，伴有血尿（尿似洗肉水样）、蛋白尿（尿起肥皂泡），至医院检查，被诊为右肾囊肿。服益肾活血汤一个疗程（15剂，一剂服两天，计服一月），诸症状明显好转；再服一个疗程（一个月），诸症状基本消失，至医院复查，囊肿基本不见。

（五）疗程

煎汤服，一个疗程15剂（一剂服两天，计服一月），病情轻者服一个疗程，病情重者服两至三个疗程。

（六）服药禁忌

忌酒，少吃辛辣，忌油腻、生冷，少吃盐，忌蛋类。

（七）来源

本方为笔者自拟方。

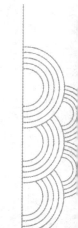

四、川桂五香汤

组成：当归 15 克，川芎 10 克，赤芍 10 克，熟地黄 10 克，桂枝 10 克，乳香 10 克，没药 10 克，甘草 10 克，苏木 10 克，大枣 10 克，黄芪 15 克，牛膝 10 克，独活 15 克，丹参 15 克。

主治：腰椎间盘突出，骨质增生，腰肌劳损，坐骨神经痛。

（一）病例一

陶女士，74 岁，常发腰痛，下肢疼痛、麻木、无力。在医院被诊为腰椎间盘突出。服川桂五香汤一个疗程（15 剂，一剂服两天，计服一月），诸症状明显缓解；再服一个疗程（一个月），诸症状基本消失，身体基本康复。

（二）病例二

夏先生，53 岁，常发腰痛，腿脚麻木、无力。在医院被诊为腰椎骨质增生。服川桂五香汤一个疗程（15 剂，一剂服两天，计服一月），诸症状明显好转；再服一个疗程（一个月），诸症状基本消失。

（三）病例三

田女士，49 岁，因在农村常干农活，常觉腰部酸胀、疼痛，在医院被诊为腰肌劳损，合并骨质疏松。服川桂五香汤一个疗程（15 剂，一剂服两天，计服一月），同时补充钙片，诸症状大为好转；再服一个疗程（一个月），诸症状基本消失。

（四）病例四

赵女士，52岁，常觉臀部、大腿后侧及小腿后外侧疼痛，在医院被诊为坐骨神经痛。服川桂五香汤一个疗程，诸症状明显好转；再服一个疗程（一个月），诸症状基本消失。

（五）疗程

煎汤服，一个疗程15剂（一剂服两天，计服一月），病情轻者服一个疗程，病情重者服两至三个疗程。

（六）服药禁忌

忌烟酒，少吃辛辣，忌油腻、甜食。

（七）来源

《千家妙方》，供方医生：郑侨。

原方名为"加减乌桂四物汤"，本方笔者在配方组成及用量上皆做了较大的调整，并重新拟名为"川桂五香汤"。

五、接骨汤

组成：骨碎补15克，当归15克，土鳖虫15克，自然铜（制）15克，乳香10克，没药10克，儿茶3克，红花10克。

主治：骨折。

（一）病例一

雷先生，30岁，因摔伤至左手肱骨骨折，在医院行手术复位后，服中草药进行康复治疗。服接骨汤两个疗程（30剂，一剂服两天，计服两月），至医院复查，愈合良好。

（二）病例二

李女士，43岁，因摔伤右脚，右脚踝红肿疼痛，在医院检查后，被诊为右脚踝骨骨折。服接骨汤一个疗程（15剂，一剂服两天，计服一月），红肿疼痛基本消失，再服一个疗程（一个月）巩固，至医院复查，愈合良好。

（三）疗程

煎汤服，一个疗程15剂（一剂服两天，计服一月），一般服用两个疗程。注：需先行手术复位固定后，再服中药。

（四）服药禁忌

忌酒，少吃辛辣，忌过油、过甜食物。

（五）来源

《中医秘方全书》，肖国士、潘开明主编。

本方笔者在配方组成及用量上做了一些调整。

六、消肿止痛汤

组成：菊花 15 克，蒲公英 15 克，紫花地丁 15 克，穿心莲 15 克，芒硝 10 克，羌活 9 克，独活 9 克，细辛 9 克，乳香 6 克，没药 6 克。

主治：跌打损伤，无名肿痛。

（一）病例

彭女士，42 岁，左手腕因摔伤而红肿疼痛，至医院检查，并无骨折。服消肿止痛汤（同时外擦汤药）一个疗程（15 剂，一剂服两天，计服一月），红肿疼痛皆消失，病获痊愈。

（二）疗程

煎汤服（同时外擦汤药），一个疗程 15 剂（一剂服两天，计服一月），病情轻者服一个疗程，病情重者服两个疗程。

（三）用药禁忌

忌酒，少吃辛辣，忌牛肉、羊肉、鹅肉。

（四）来源

《千家妙方》，供方医生：申忠杰。

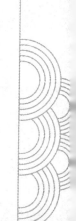

七、鸡血元胡汤

组成：当归 15 克，丹参 15 克，鸡血藤 20 克，乳香 10 克，没药 10 克，香附 10 克，元胡（延胡索）12 克，透骨草 15 克。

主治：跌打损伤。

（一）病例

曹先生，61 岁，因摔伤，右手红肿、疼痛，伤口溃烂、流脓。在医院检查，未见骨折。服鸡血元胡汤一个疗程（15 剂，一剂服两天，计服一月），红肿疼痛皆消失，伤口收敛结痂，病情基本痊愈。

（二）疗程

煎汤服，一个疗程 15 剂（一剂服两天，计服一月），病情轻者服一个疗程，病情重者服两个疗程。

（三）服药禁忌

忌酒，少吃辛辣，忌牛肉、羊肉、鹅肉。

（四）来源

本方为笔者自拟方。

八、腰痛药酒

组成：杜仲 40 克，乳香 20 克，没药 20 克，三棱 20 克，莪术 20 克，当归 20 克，枸杞子 30 克，赤芍 20 克，生地黄 20 克，川芎 20 克，怀牛膝 30 克，续断 20 克，白酒 3 千克。

主治：腰痛。

（一）病例

杨先生，55 岁，常发腰痛，至医院查体，未见异常。服腰痛药酒一个疗程（30 天，一天两次，一次约 15 克），腰痛大为缓解。再服一个疗程（一个月），腰痛基本不见。

（二）疗程

一个疗程 30 天，一天服两次，一次服约 15 克。病情轻者服一个疗程，病情重者服两个疗程。

（三）服药禁忌

不宜饮酒者不宜服本方，忌油腻、过甜，少吃辛辣，忌烟。

（四）来源

本方为笔者自拟方。

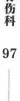

第五章　内分泌科

一、生地玉竹汤

组成：生地黄 20 克，山药 15 克，泽泻 15 克，玉竹 15 克，桑白皮 15 克，沙苑子 15 克，黄芪 15 克，山茱萸 10 克，玉米须 10 克，枸杞子 20 克。

主治：糖尿病。

（一）病例一

杨先生，48 岁，在医院被诊为 2 型糖尿病，空腹血糖 8.5 毫摩尔／升，服生地玉竹汤一个疗程（15 剂，一剂服两天，计服一月），空腹血糖降至 5.5 毫摩尔／升，遂再服一个疗程（一个月）巩固。

（二）病例二

钟先生，55 岁，多饮，多食，多尿，体重下降，在医院被诊为 2 型糖尿病，空腹血糖 15.2 毫摩尔／升。服生地玉竹汤一个疗程（15 剂，一剂服两天，计服一月），同时配合西药二甲双胍肠溶片，空腹血糖降至 8.5 毫摩尔／升；再服一个疗程（一个月），同时配合西药二甲双胍肠溶片，空腹血糖降至 5.8 毫摩尔／升；再服一个疗程（一个月），同时西药逐渐减量，空腹血糖基本稳定在 5.6 毫摩尔／升左右。

（三）按语

本方仅限用于 2 型糖尿病。对于 2 型糖尿病，基本的调理原则如下：能够吃西药控制就尽量不要打针（注射胰岛素），能够吃中药控制就尽量不要吃西药。

（四）疗程

煎汤服，一个疗程 15 剂（一剂服两天，计服一月），病情轻者服一至两个疗程，病情重者服六个疗程以上，同时配合西药。

（五）服药禁忌

忌甜食，忌酒，少吃辛辣，忌稀饭、骨头汤，忌油腻。

（六）来源

本方为笔者自拟方。

二、玉液汤加味

组成：山药 30 克，黄芪 20 克，知母 20 克，生鸡内金 10 克，葛根 10 克，五味子 6 克，天花粉 15 克，生地黄 20 克，玄参 10 克，山茱萸 10 克。

主治：糖尿病。

（一）病例

潘先生，53 岁，在医院被诊为 2 型糖尿病，空腹血糖 8.8 毫摩尔 / 升，服玉液汤加味一个疗程（15 剂，一剂服两天，计服一月），空腹血糖降至 6.5 毫摩尔 / 升；再服一个疗程（一个月），空腹血糖降至 5.5 毫摩尔 / 升，基本恢复正常。

（二）按语

本方同样仅适用于 2 型糖尿病，对于空腹血糖高于 10.0 毫摩尔 / 升者，应同时加服西药，而当空腹血糖降至 8.0 毫摩尔 / 升以下时，则西药可以逐步减量。

（三）疗程

煎汤服，一个疗程 15 剂（一剂服两天，计服一月），病情轻者服一至两个疗程，病情重者服六个疗程以上，同时配合西药。

（四）服药禁忌

忌甜食，忌酒，少吃辛辣，忌稀饭、骨头汤，忌油腻。

（五）来源

《医学衷中参西录》，张锡纯著。

原方名为"玉液汤"，本方笔者在配方组成及用量上做了一些调整。

三、消渴汤

组成：石膏 20 克，知母 10 克，甘草 3 克，南沙参 12 克，麦冬 10 克，石斛 12 克，生地黄 12 克，山药 12 克，茯苓 12 克，泽泻 12 克，天花粉 15 克，生鸡内金 6 克。

主治：糖尿病，口干，口渴。

（一）病例

周女士，64 岁，常发口干、口渴，多饮，多尿。在医院被诊为 2 型糖尿病。空腹血糖 9.2 毫摩尔 / 升，服消渴汤一个疗程，诸症状明显缓解，空腹血糖降至 6.8 毫摩尔 / 升；再服一个疗程（一个月），诸症状基本好转，空腹血糖降至 5.9 毫摩尔 / 升。

（二）疗程

煎汤服，一个疗程 15 剂（一剂服两天，计服一月），病情轻者服一至两个疗程，病情重者服六个疗程以上，同时配合西药。

（三）服药禁忌

忌甜食，忌酒，少吃辛辣，忌稀饭、骨头汤，忌油腻。

（四）来源

《国家级名老中医验方大全》，耕耘、李蓉编。供方医生：谢昌仁。

四、加味生脉汤

组成：党参 9 克，麦冬 9 克，五味子 6 克，玄参 12 克，远志 9 克，橘红 9 克，生牡蛎 20 克，鳖甲 10 克，昆布 12 克，海藻 9 克，柴胡 6 克。

主治：甲亢（甲状腺功能亢进症）。

（一）病例

吴先生，47岁，时发颈肿、眼突、头昏心慌、手颤、多食易饥，在医院被诊为甲状腺功能亢进症（简称甲亢）。服加味生脉汤一个疗程（15剂，一剂服两天，计服一月），诸症状有所好转。至医院复查，各指标明显改善。再服一个疗程（一个月），诸症状大为好转，至医院复查，各指标基本恢复正常。

（二）疗程

煎汤服，一个疗程15剂（一剂服两天，计服一月），病情轻者服一至两个疗程，病情重者服三个疗程。

（三）服药禁忌

忌酒，少吃辛辣，忌浓茶、咖啡，忌含碘食物，如海带、海鱼、紫菜等。

（四）来源

《千家妙方》，供方医生：张觉人。

五、地骨枯草汤

组成：桑白皮20克，地骨皮20克，黄连9克，黄芩10克，栀子10克，黄柏10克，连翘15克，夏枯草15克，浙贝母10克，板蓝根 15 克，虎杖 15 克，蒲公英 15 克，甘草 6 克。

主治：甲状腺炎，甲状腺肿大、结节。

（一）病例一

张女士，34 岁，甲状腺肿大、结节、疼痛。在医院被诊为甲状腺炎。服地骨枯草汤一个疗程（15 剂，一剂服两天，计服一月），诸症状明显好转；再服一个疗程（一个月），诸症状基本消失，病获痊愈。

（二）病例二

蒋先生，53 岁，甲状腺肿大、结节、疼痛。在医院被诊为甲状腺炎、甲状腺结节。服地骨枯草汤一个疗程（15 剂，一剂服两天，计服一月），诸症状大为缓解，坚持再服两个疗程（两个月），诸症状基本消失。

（三）疗程

煎汤服，一个疗程 15 剂（一剂服两天，计服一月），病情轻者服一个疗程，病情重者服两至三个疗程。

（四）服药禁忌

忌烟酒，少吃辛辣，忌高碘食物（如海带等），忌油腻，忌咖啡、浓茶。

（五）来源

《中医特效处方集》，王宝林编著。

本方笔者在配方用量上做了一些调整。

六、甲减汤

组成：附子（制）6克，干姜10克，肉桂10克，党参15克，茯苓10克，白术10克，甘草5克，柴胡10克，白芍15克，山药15克，枸杞子20克，当归15克，牛膝15克。

主治：甲减（甲状腺功能减退症）。

（一）病例一

吴女士，59岁，常觉畏寒、乏力、少汗、皮肤干燥、关节酸胀、手脚肿胀，在医院被诊为甲状腺功能减退症（简称甲减）。服甲减汤一个疗程（15剂，一剂服两天，计服一月），诸症状明显缓解；再服一个疗程（一个月），诸症状基本消失。

（二）病例二

杨女士，常觉少汗、皮肤干燥、情绪低落、记忆力减退。在医院被诊为甲减。服甲减汤一个疗程（15剂，一剂服两天，计服一月），诸症状有所好转；再坚持服用两个疗程（两个月），诸症状基本消失。至医院复查甲状腺功能，各指标基本正常。

（三）疗程

煎汤服，一个疗程15剂（一剂服两天，计服一月），病情轻者服一个疗程，病情重者服两至三个疗程。

（四）服药禁忌

忌酒，少吃辛辣，忌烟熏类食品，忌油腻，少吃盐。

（五）来源

本方系附子理中汤加减化裁而来，附子理中汤原出自宋代《太平惠民和剂局方》。

七、荷叶减肥汤

组成：荷叶 20 克，冬瓜皮 20 克，枳壳 10 克，陈皮 10 克，薏苡仁 20 克，山楂 10 克，决明子 10 克，莱菔子 10 克，制首乌 10 克，甘草 5 克。

主治：肥胖。

（一）病例

郭女士，19 岁，体态肥胖，在医院查体，体重指数超标，其他无异常。服荷叶减肥汤一个疗程（15 剂，一剂服两天，计服一月），体重减 4 千克。

（二）疗程

煎汤服，一个疗程 15 剂（一剂服两天，计服一月），病情轻者服一个疗程，病情重者服两至三个疗程。

（三）服药禁忌

忌酒，忌油腻，少吃甜食，少吃零食，忌动物内脏，多做运动。

（四）来源

本方为笔者自拟方。

八、张氏减肥汤

组成：半夏 10 克，陈皮 20 克，茯苓 20 克，薏苡仁 20 克，大腹皮 10 克，车前草 20 克，泽泻 10 克，冬瓜皮 20 克，香附 10 克，柏子仁 10 克，苍术 15 克，白术 15 克。

主治：肥胖。

（一）病例

邓女士，28 岁，体态肥胖，在医院查体，体重指数超标，血脂高。服张氏减肥汤一个疗程（15 剂，一剂服两天，计服一月），体重减轻 5 千克；再服一个疗程（一个月），体重再减 4 千克，至医院查体，体重指数正常，血脂亦恢复正常。

（二）疗程

煎汤服，一个疗程 15 剂（一剂服两天，计服一月），病情轻者服一个疗程，病情重者服两至三个疗程。

（三）服药禁忌

忌酒，忌油腻，少吃甜食，少吃零食，忌动物内脏，多做运动。

（四）来源

《中国中医秘方大全》，张纯孔方。

本方笔者在配方用量上做了一些调整。

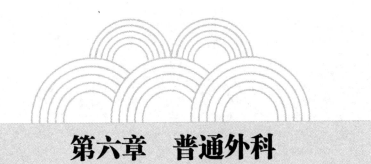

第六章　普通外科

一、金钱排石汤

组成：金钱草 30 克，石韦 10 克，滑石 10 克，海金沙 10 克，鸡内金 10 克，冬葵子 10 克，牛膝 10 克，鹅不食草 10 克，茯苓 10 克，萆薢 10 克，王不留行 10 克。

主治：肾结石，尿路结石。

（一）病例一

熊先生，55 岁，突发腰痛、血尿（尿红似洗肉水样）、腹胀。至医院被诊为肾结石。服金钱排石汤一个疗程（15 剂，一剂服两天，计服一月），诸症状基本消失，至医院复查，结石已基本排出。

（二）病例二

汪女士，34 岁，突发腰痛、血尿（尿红似洗肉水样）、腹胀、恶心、呕吐。在医院被诊为肾结石，合并肾积水。服金钱排石汤一个疗程（15 剂，一剂服两天，计服一月），诸症状基本消失，至医院复查，结石已基本排出，肾积水亦不见。

（三）疗程

煎汤服，一个疗程 15 剂（一剂服两天，计服一月），病情轻者服一个疗程，病情重者服两个疗程。

（四）服药禁忌

忌浓茶、菠菜、番茄、动物内脏、蛋类、牛奶、豆类等。

（五）按语

中药排石适用于结石较小，形状圆滑的患者，如结石太大，或形状不规则，则应进行手术治疗。

（六）来源

本方为笔者自拟方。

二、加减珍金汤

组成：珍珠母 30 克，鸡内金 12 克，路路通 15 克，王不留行 12 克，海金沙 15 克，海浮石 15 克，小茴香 9 克，泽泻 12 克，麦冬 9 克，丝瓜络 12 克。

主治：肾结石，尿路结石。

（一）病例

甘先生，35 岁，突发腰痛、腹胀、恶心，烦躁不安，至医院被诊为肾结石。服加减珍金汤一个疗程（15 剂，一剂服两天，计服一月），诸症状基本消失，至医院查体，结石基本排出。

（二）疗程

煎汤服，一个疗程 15 剂（一剂服两天，计服一月）。病情轻者服一个疗程，病情重者服两个疗程。

（三）服药禁忌

忌浓茶、菠菜、番茄、动物内脏、蛋类、牛奶、豆类等。

（四）来源

《千家妙方》，供方医生：王满诚。

本方笔者在配方用量上做了一些调整。

三、凉血化痔汤

组成：槐米 15 克，三棱 15 克，茜草 15 克，枳实 15 克，生地黄 15 克，当归 15 克，黄芪 15 克，黄芩 15 克，皂角刺 15 克，赤芍 15 克，泽兰 15 克。

主治：内痔，外痔，混合痔。

（一）病例一

唐先生，53 岁，常觉肛门不适，时痒，时痛，时出血，在医院被诊为外痔。服凉血化痔汤一个疗程（15 剂，一剂服两天，计服一月），诸症状基本消失。

（二）病例二

罗女士，35 岁，肛门处有一肿物脱出，常有便血、疼痛、瘙痒、肛门坠胀，在医院被诊为混合痔。服凉血化痔汤一个疗程（15

剂，一剂服两天，计服一月），诸症状大为好转；再服一个疗程
（一个月），诸症状基本消失，肛门处肉球亦基本不见。

（三）疗程

煎汤服，一个疗程 15 剂（一剂服两天，计服一月），病情轻
者服一个疗程，病情重者服两至三个疗程。

（四）服药禁忌

痔疮属血火，忌酒，少吃辛辣、油腻等。

（五）来源

本方为笔者自拟方。

四、狐臭汤

组成：陈皮 10 克，小茴香 10 克，丁香 5 克，蛇床子 10 克，
苦参 10 克，花椒 5 克，滑石 10 克，紫花地丁 10 克，荔枝核 10 克。
主治：狐臭。

（一）病例一

何先生，35 岁，常发腋下狐臭，服狐臭汤一个疗程（15 剂，
一剂服两天，计服一月），狐臭基本消失。

（二）病例二

龙女士，42 岁，常发腋下狐臭，服狐臭汤一个疗程（15 剂，

一剂服两天，计服一月），狐臭基本消失，遂再服一个疗程（一个月）巩固。后笔者对其随访一年未见复发。

（三）疗程

煎汤服，一个疗程15剂（一剂服两天，计服一月），病情轻者服一个疗程，病情重者服两个疗程。

（四）服药禁忌

忌洋葱、大蒜，少吃辛辣，忌牛肉、羊肉、蛋类，忌油腻。

（五）来源

本方为笔者自拟方。

五、阑尾炎汤

组成：赤芍12克，败酱草30克，牡丹皮12克，蒲公英30克，金银花15克，木香10克，延胡索10克，当归15克，桃仁10克，紫花地丁20克，大黄10克。

主治：阑尾炎。

（一）病例

牟先生，31岁，常发右下腹疼痛，恶心、呕吐、腹泻，在医院被诊为慢性阑尾炎。服阑尾炎汤一个疗程（15剂，一剂服两天，计服一月），诸症状大为缓解；再服一个疗程（一个月），诸症状基本消失。

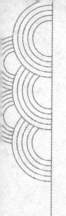

（二）疗程

煎汤服，一个疗程 15 剂（一剂服两天，计服一月），病情轻者服一个疗程，病情重者服两个疗程。

（三）服药禁忌

忌酒，少吃辛辣，忌不易消化的食物。

（四）来源

《中医秘方全书》，肖国士、潘开明主编。

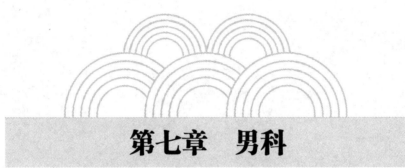

第七章　男科

一、加味膀胱化浊汤

组成：黄芪 20 克，党参 15 克，桑螵蛸 6 克，丹参 15 克，女贞子 15 克，菟丝子 15 克，小茴香 5 克，乌药 10 克，泽泻 15 克，车前子 10 克，两头尖 6 克，王不留行 15 克。

主治：前列腺炎，前列腺增生、肥大，尿频、尿急、尿不尽。

（一）病例一

姚先生，46 岁，常发尿频、尿急、尿不尽，排尿无力，尿分叉，夜尿多，性功能下降。至医院被诊为慢性前列腺炎。服加味膀胱化浊汤一个疗程（15 剂，一剂服两天，计服一月），诸症状大为好转；再服一个疗程（一个月），诸症状基本消失。

（二）病例二

罗先生，51 岁，常发尿频、尿急，夜尿多，尿后余沥，性功能下降明显。在医院被诊为前列腺增生、肥大。因害怕手术，选择中草药治疗。服加味膀胱化浊汤一个疗程（15 剂，一剂服两天，计服一月），诸症状明显好转；再服一个疗程（一个月）巩固，诸症状基本消失。

（三）疗程

煎汤服，一个疗程 15 剂（一剂服两天，计服一月）。病情轻者服一个疗程，病情重者服两至三个疗程。

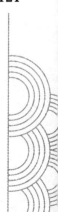

第七章　男科

121

（四）服药禁忌

忌酒，忌烟，少吃辛辣，晚上少喝水，忌冰冷食物。

（五）来源

本方源自《千家妙方》，供方医生：关济民。

本方笔者在配方用量上做了一些调整。

二、龙胆泻肝汤加减（二）

组成：龙胆草 10 克，栀子 10 克，黄芩 10 克，柴胡 10 克，生地黄 15 克，车前子 10 克，川楝子 10 克，蒲公英 20 克，凌霄花 10 克。

主治：睾丸炎，附睾炎。

（一）病例一

余先生，42 岁，常发睾丸肿痛、触痛，反复发作一年有余，在医院被诊为慢性睾丸炎。服龙胆泻肝汤加减一个疗程（15 剂，一剂服两天，计服一月），诸症状明显好转；再服一个疗程（一个月），诸症状基本消失。

（二）病例二

张先生，48 岁，常发附睾疼痛，变硬，用手可触及附睾上有一较硬结节，界限分明。至医院被诊为慢性附睾炎。服龙胆泻肝汤加减一个疗程（15 剂，一剂服两天，计服一月），附睾肿痛明显减轻，结节亦明显减小；再服一个疗程（一个月），附睾肿痛基本不见，结节亦基本消失。

（三）疗程

煎汤服，一个疗程 15 剂（一剂服两天，计服一月），病情轻者服一个疗程，病情重者服两个疗程。

（四）服药禁忌

忌酒，少吃辛辣，忌生冷食物，忌羊肉、猪蹄、鱼虾海鲜，忌油腻，忌蛋类。

（五）来源

《千家妙方》，供方医生：邵荣世。

本方笔者在配方用量上做了一些调整。

三、补肾壮阳汤

组成：枸杞子 30 克，五味子 12 克，巴戟天 12 克，锁阳 12 克，葫芦巴 12 克，覆盆子 10 克，菟丝子 10 克，车前子 10 克，肉苁蓉 10 克，山茱萸 10 克，韭菜子 10 克，桑葚 15 克。

主治：阳痿，早泄，性功能下降。

（一）病例一

高先生，46 岁，常觉没精神，易疲劳，性功能下降，阳痿，早泄。服补肾壮阳汤一个疗程（15剂，一剂服两天，计服一月），诸症状有所好转；再服一个疗程（一个月），诸症状大为好转。

（二）病例二

邹先生，37岁，因工作压力大，又常熬夜，导致身体严重透支，常发阳痿、早泄，易疲劳，没精神，抵抗力差，常感冒。服补肾壮阳汤一个疗程（15剂，一剂服两天，计服一月），诸症状有所好转；再服一个疗程（一个月），诸症状大为好转。

（三）疗程

煎汤服，一个疗程15剂（一剂服两天，计服一月），病情轻者服一个疗程，病情重者服两至三个疗程。

（四）服药禁忌

忌酒，少吃辛辣，忌生冷食物。注意休息，少熬夜，服药期间宜常吃狗肾或猪肾，以补肾气。

（五）按语

男性性功能一来与体质有关，因此除中药调理外，饮食调理、运动健身等都有助于性功能的提高与恢复；二来与心理因素有很大关系，有的男士生理上基本没有什么大问题，但却总是对自己缺乏信心，以为自己性功能差，结果大大抑制了自己性功能的发挥；三来与夫妻关系、家庭关系有很大的关系，如果夫妻感情不和，家庭关系不睦，往往也会使男性的性功能受到重大的打击，从而导致性功能大大下降。

（六）来源

本方为笔者自拟方。

四、韭子五子汤

组成：韭菜子 15 克，蛇床子 10 克，五味子 10 克，菟丝子 20 克，补骨脂 12 克，桑螵蛸 10 克，覆盆子 15 克，山药 15 克，车前子 9 克，知母 9 克，黄柏 9 克，熟地黄 20 克，白芍 10 克，山茱萸 10 克，当归 12 克。

主治：阳痿，早泄，性功能下降，精子活力低，不孕不育。

（一）病例一

郑先生，45 岁，性功能下降，常发阳痿、早泄，易疲劳，没精神，阴部常觉阴冷潮湿。服韭子五子汤一个疗程（15 剂，一剂服两天，计服一月），诸症状有所好转；再服一个疗程（一个月），诸症状大为好转。

（二）病例二

杨先生，48 岁，想生二胎，但两年来妻子一直未能受孕，自觉体质差，常发阳痿、早泄，易疲劳，没精神。至医院查体，精子成活率仅 20%。服韭子五子汤一个疗程（15 剂，一剂服两天，计服一月），诸症状有所好转，至医院查体，精子成活率达 50%；再坚持服两个疗程（两个月），诸症状大为好转，至医院查体，精子成活率达 75%。两月后，其妻受孕，后足月产下一子，发育良好。

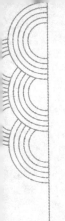

（三）疗程

煎汤服，一个疗程15剂（一剂服两天，计服一月），病情轻者服一个疗程，病情重者服两至三个疗程。

（四）服药禁忌

忌酒，少吃辛辣，忌生冷食物。注意休息，少熬夜，服药期间宜常吃狗肾或猪肾，以补肾气。

（五）来源

《国家级名老中医验方大全》，耕耘、李蓉编。供方医生：谢海洲。本方笔者在配方组成及用量上做了一些调整。

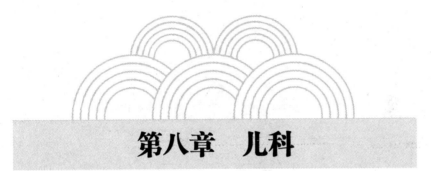

第八章　儿科

一、银花解毒汤（儿童量）

组成：鱼腥草 8 克，桔梗 8 克，金银花 8 克，蒲公英 8 克，甘草 3 克，板蓝根 8 克，大青叶 8 克，黄芩 5 克，薏苡仁 5 克，浙贝母 5 克，柴胡 5 克。

主治：小儿肺炎，支气管炎，咳嗽，痰多。

（一）病例一

女孩杨某，5 岁，感冒后反复咳嗽，吃药打针皆不见效。至医院检查，被诊为小儿肺炎，在医院住院输液一周，分毫无效，出院后，家人寻求中草药治疗。服银花解毒汤（儿童量）一个疗程（6剂，一剂服两天，计服 12 天），诸症状基本消失，病获痊愈。

（二）病例二

男孩潘某，6 岁，常发咳嗽，痰多，喘气。吃药打针，稍有好转，但过一段时间，病又发作，如此反反复复，迁延不愈。至医院检查，被诊为小儿支气管炎，住院输液一周，配合雾化吸入治疗，仍未见任何效果，医院建议转院至省级儿童医院治疗。因疫情原因，往返不便，家人寻求中草药治疗。服银花解毒汤（儿童量）一个疗程（6 剂，一剂服两天，计服 12 天），诸症状大为好转；再服一个疗程（12 天），诸症状基本消失，后笔者对其随访一年，未见复发。

（三）疗程

煎汤服，一个疗程 6 剂（一剂服两天，计服 12 天），病情轻者服一个疗程，病情重者服两个疗程。

（四）服药禁忌

忌辛辣，忌冰冷食物，忌过于生硬、不易消化食物，忌过甜、过咸饮食。

（五）来源

本方为笔者自拟方。

二、柴黄汤

组成：板蓝根 8 克，柴胡 8 克，黄芩 8 克，大青叶 8 克，桑叶 8 克，金银花 8 克，蒲公英 8 克，枇杷叶 5 克，桔梗 5 克。

主治：小儿感冒，咳嗽。

（一）病例

男孩高某，8 岁，因受凉至感冒，咳嗽，吃药打针三日，未见好转。服柴黄汤一个疗程（6 剂，一剂服两天，计服 12 天），诸症状基本消失，病获痊愈。

（二）疗程

煎汤服，一个疗程 6 剂（一剂服两天，计服 12 天），病情轻者服一个疗程，疗程重者服两个疗程。

（三）服药禁忌

忌辛辣，忌冰冷食物，忌过于生硬、不易消化食物，忌过甜、过咸饮食。

（四）来源

本方为笔者自拟方。

三、遗尿汤

组成：党参15克，黄芪15克，覆盆子10克，金樱子10克，何首乌（制）15克，山药15克，益智仁5克，白芍10克，甘草5克。

主治：儿童尿床。

（一）病例一

男孩吴某，9岁，常发尿床，至医院查体，未见异常。服遗尿汤一个疗程（15剂，一剂服两天，计服一月），开始服药后的前十天，每天半夜两点左右将其唤醒，令其自去卫生间撒尿，以调节其生物钟。此后夜间胀尿时，其会自动醒来，自去卫生间撒尿。服完一疗程后，每每一觉至天亮，再未见尿床。

（二）病例二

女孩毛某，10岁，常发尿床，四处求医问药，未见好转。至医院查体，未见异常。服遗尿汤一个疗程（15 剂，一剂服两天，计服一月），同样开始服药后的前十天，每天半夜两点左右将其唤醒，令其自去卫生间撒尿，以调节其生物钟。此后夜间胀尿时，其会自动醒来，自去卫生间撒尿。服完一疗程后，常常一觉至天亮，未见尿床。父母因其尿床多年，担心其复发，令其再服一月，以巩固疗效。此后笔者对其随访一年，未见复发。

（三）疗程

煎汤服，一个疗程 15 剂（一剂服两天，计服一月），病情轻者服一个疗程，病情重者服两个疗程。

（四）服药禁忌

睡前少饮水，少吃辛辣，忌生冷、油腻，忌太甜、太咸食物。

（五）按语

本方主要用于治疗儿童尿床，然而适当加大剂量，亦可用于成人肾气不足引起的尿失禁、遗尿。

（六）来源

本方为笔者自拟方。

四、乌药佛手汤

组成：乌药 10 克，佛手 10 克，荔枝核 10 克，陈皮 10 克，川棟子 10 克。

主治：小儿疝气。

（一）病例一

男孩朱某，3 岁，阴囊部肿大，似一气泡，啼哭时增大，平躺时缩小或消失。至医院被诊为小儿疝气，因患儿幼小，其家人不愿意做手术治疗，寻求中草药治疗。服乌药佛手汤一个疗程（10 剂，一剂服两天，计服 20 天），其气泡消失，啼哭时亦未见增大，病获痊愈。

（二）病例二

男孩龙某，2 岁，阴囊部肿大，似一气泡。患儿平日照常玩耍，似未觉痛，家人将其送至医院检查，被诊为小儿疝气。因患儿太小，家人不愿意动手术，寻求中草药治疗。服乌药佛手汤一个疗程（10 剂，一剂服两天，计服 20 天），其气泡基本消失，但当其啼哭时仍有少许肿大。于是再服一个疗程（20 天），至此，患儿啼哭时再未见其肿大，病获痊愈。

（三）疗程

煎汤服，一个疗程 10 剂（一剂服两天，计服 20 天），病情轻者服一个疗程，病情重者服两个疗程。

（四）按语

此方主要用于小儿疝气的治疗，但加大剂量，亦可用于成人疝气的治疗。

（五）病例三

何先生，45 岁，其腹股沟部有一包块，状似气泡，当其站立行走时出现，当其静躺休息时不见。至医院被诊为腹股沟疝。患者害怕手术，寻求中草药治疗。服乌药佛手汤 15 剂（一剂服两天，计服一月，成人用量为乌药 20 克，佛手 20 克，荔枝核 20 克，陈皮 20 克，川楝子 20 克），其气泡明显缩小；再服 15 剂（一个月），其气泡基本不见，病获痊愈。

（六）服药禁忌

忌酒，少吃辛辣，忌不易消化食物。

（七）来源

本方为笔者自拟方。

五、消瘤复元汤（儿童量）

组成：枸杞子 10 克，红枣 10 克，黄芪 10 克，薏苡仁 10 克，铁树叶 10 克，白英 10 克，垂盆草 10 克，半枝莲 20 克，仙鹤草 10 克，茯苓 10 克，鱼腥草 10 克，金银花 10 克，白花蛇舌草 10 克。

主治：小儿癫痫。

综前所述，笔者在用消瘤复元汤治疗脑瘤，特别是脑膜瘤的过程中得到了灵感和启示，将消瘤复元汤用于治疗成人癫痫，取得了良效。在此基础上，笔者将此方剂量调整后用于小儿癫痫的治疗，同样取得了良效。

（一）病例一

女孩杨某，1岁半，曾发过一次高烧，此后即出现了癫痫症状，发作时两眼发直，肢体抽搐或强直，口吐白沫，片刻后即醒过来，每月发作两到三次；在医院被诊为继发性癫痫，经西医治疗一月后，无明显效果，每月照常发作如初，遂寻求中草药治疗。服消瘤复元汤（儿童量）一个疗程（15剂，一剂服两天，计服一月），一个月内未见发作，父母担心其复发，让其再服一个疗程（一个月）。此后笔者对其随访一年，未见发作。

（二）病例二

男孩潘某，3岁，曾摔伤一次头部，此后即出现癫痫症状，发作时两眼发直，肢体抽搐或强直，几乎每周发作一次，至医院被诊为继发性癫痫。辗转多家医院治疗，未见好转，时常发作如初，遂寻求中草药治疗。服消瘤复元汤（儿童量）一个疗程（15剂，一剂服两天，计服一月），一个月内仅发作一次，遂再服一个疗程（一个月）。此后笔者对其随访一年，未见复发。

（三）疗程

煎汤服，一个疗程15剂（一剂服两天，计服一月），病情轻者服一个疗程，病情重者服两至三个疗程。

（四）服药禁忌

忌辛辣，忌咖啡、可乐，忌鱼虾海鲜，忌发物（如魔芋豆腐、母猪肉、羊肉、鹅肉等）。

（五）来源

本方为笔者自拟方。

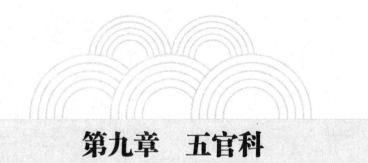

第九章　五官科

一、银花汤

组成：金银花 20 克，蒲公英 20 克，黄芩 15 克，大青叶 15 克，鱼腥草 20 克，白芷 15 克，辛夷 10 克，苍耳子 15 克，细辛 5 克，生石膏 30 克。

主治：过敏性鼻炎，鼻窦炎，鼻甲肥大，鼻中隔偏曲。

（一）病例一

余女士，46 岁，常发鼻塞、流鼻涕、打喷嚏，遇到刺激性气味时常发作，嗅觉大为减退。至医院被诊为过敏性鼻炎，口服孟鲁司特、西替利嗪等，暂时缓解，但过一段时间，病又发作，如此反复不愈，遂寻求中草药治疗。服银花汤一个疗程（15 剂，一剂服两天，计服一月），诸症状大为好转；再服一个疗程（一个月），诸症状基本消失。

（二）病例二

宋先生，19 岁，常发鼻塞、流浓涕，头痛头昏，嗅觉减退，至医院被诊为慢性鼻窦炎。服阿莫西林克拉维酸钾、地塞米松、鼻炎康片等，外用鼻腔喷雾剂喷鼻，症状有所缓解，但过一段时间，病又发作，遂寻求中草药治疗。服银花汤一个疗程（15 剂，一剂服两天，计服一月），诸症状大为好转；再服一个疗程（一个月），诸症状基本消失。

（三）病例三

田女士，50岁，常鼻塞严重，至张口呼吸，嗅觉减退，咳嗽痰多，鼻常流血，额部常疼痛，至医院被诊为鼻甲肥大，并鼻中隔偏曲。经西医治疗，虽有所缓解，但仍反反复复，总难断根，遂寻求中草药治疗。服银花汤一个疗程（15剂，一剂服两天，计服一月），诸症状明显好转；再服一个疗程（一个月），诸症状基本消失。又再服一个疗程（一个月），以防复发。

（四）疗程

煎汤服，一个疗程15剂（一剂服两天，计服一月），病情轻者服一个疗程，病情重者服两至三个疗程。

（五）服药禁忌

忌酒，少吃辛辣，忌鱼虾海鲜、羊肉、狗肉、鹅肉，忌油腻食品，远离刺激性气味。

（六）来源

《千家妙方》，供方医生：关思友。

本方笔者在配方用量上做了一些调整。

二、黄连清胃汤

组成：黄连15克，麦冬30克，芦根30克，白茅根30克，生地黄20克，赤芍20克。

主治：口臭。

（一）病例一

崔先生，65 岁，常发口臭，至医院查体，并无异常。服黄连清胃汤一个疗程（15 剂，一剂服两天，计服一月），口臭基本不见。

（二）病例二

顾女士，54 岁，常发口臭，至医院查体，未见异常。服黄连清胃汤一个疗程（15 剂，一剂服两天，计服一月），口臭基本不见。

（三）疗程

煎汤服，一个疗程 15 剂（一剂服两天，计服一月）。

（四）服药禁忌

忌酒、大蒜、洋葱，忌牛奶，少吃肉，多吃绿色蔬菜，忌重口味调料。

（五）来源

本方为笔者自拟方。

三、养阴清热汤

组成：生地黄 15 克，熟地黄 15 克，白芍 12 克，黄芩 12 克，牡丹皮 12 克，玄参 12 克，桔梗 12 克，山药 12 克，地骨皮 12 克，女贞子 12 克，天冬 10 克，麦冬 10 克，栀子 10 克，甘草 10 克。

主治：口腔溃疡。

（一）病例一

黄先生，17岁，常发口腔溃疡，口舌生疮，至医院查体，未见异常。口服维生素 B_2，外用口溃散，虽有缓解，但仍常复发，反复不愈。服养阴清热汤一个疗程（15剂，一剂服两天，计服一月），诸症状基本好转，病获痊愈。

（二）病例二

文女士，44岁，常发口腔溃疡，口舌生疮，至医院查体，未见异常。自至药房开药内服、外擦，分毫无效，遂寻求中草药治疗。服养阴清热汤一个疗程（15剂，一剂服两天，计服一月），诸症状大为缓解，再服一个疗程（一个月），诸症状基本消失。

（三）疗程

煎汤服，一个疗程15剂（一剂服两天，计服一月），病情轻者服一个疗程，病情重者服两个疗程。

（四）服药禁忌

忌酒，少吃辛辣，忌大蒜、洋葱，忌吃火锅、烧烤。

（五）来源

《中国中医药报》，徐治鸿方。

四、养阴明目汤

组成：熟地黄 30 克，生地黄 15 克，刺蒺藜 10 克，当归 9 克，大黄 9 克，枸杞子 10 克，羌活 6 克，玄参 6 克，黄芩 5 克，菊花 10 克，木通 5 克，防风 5 克，甘草 5 克。

主治：早期白内障。

（一）病例

龙女士，64 岁，常觉视力模糊、眼花，迎风流泪，至医院被诊为白内障早期，因患者年纪较大，家人不愿意进行手术治疗，寻求中草药进行保守治疗。服养阴明目汤一个疗程（15 剂，一剂服两天，计服一月），诸症状大为好转，视力亦明显提升。

（二）按语

若为白内障晚期，当进行手术治疗。

（三）疗程

一个疗程 15 剂（一剂服两天，计服一月）。

（四）服药禁忌

忌烟酒，少吃辛辣，忌油腻，少吃甜食。

（五）来源

本方为笔者自拟方。

五、阴虚牙痛汤

组成：生地黄 20 克，熟地黄 20 克，玄参 15 克，骨碎补 10 克，金银花 15 克，细辛 5 克。

主治：牙痛。

（一）病例一

顾女士，68 岁，常发牙痛，自到药房购药、吃药治疗，虽有好转，但仍常复发，迁延不愈。服阴虚牙痛汤一个疗程（15 剂，一剂服两天，计服一月），牙痛基本消失，病获痊愈。

（二）病例二

张女士，58 岁，常发牙痛，牙龈发炎，在牙科进行处理，有所好转，但过一段时间，病又发作，反复不愈。服阴虚牙痛汤一个疗程（15 剂，一剂服两天，计服一月），诸症状基本消失，病获痊愈。

（三）疗程

煎汤服，一个疗程 15 剂（一剂服两天，计服一月）。

（四）服药禁忌

忌酒，少吃辛辣、甜食，忌酸、冷、硬食，忌油腻食物。

（五）来源

《千家妙方》，供方医生：卢学理。

本方笔者在配方用量上做了一些调整。

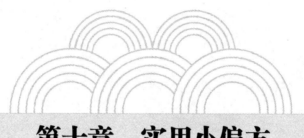

第十章　实用小偏方

一、肺不好常服金银花

如有慢性肺炎、肺气肿、气管炎、哮喘，长期咳嗽、痰多，乃至结核早期、肺癌早期，皆可常喝金银花。

金银花：异名忍冬花、银花、双花。甘、寒，归肺、胃、大肠经。功效：清热解毒，疏散风热。而肺五行属金，正好与金银花相匹配。

现代药理研究表明，金银花有抗菌、抗内毒素、抗炎、解热、降血脂、利胆、保肝、抗结核、抗艾滋病毒、抗肿瘤等作用。

用法用量：煎汤服，或开水泡服，一次 10 ～ 20 克。

金银花应选用质地优良、口感纯正者。

二、肝肾不好常服枸杞子

大凡肝肾不好、身体易疲劳、没精神、抵抗力差、夜尿多、性功能下降，或经常需应酬饮酒者，可常喝枸杞子。

枸杞子：甘、平，归肝、肾、肺经，滋补肝肾，明目，润肺。

传说中的名医李庆远，活了 256 岁，其养生之道中即有常喝枸杞。中医泰斗张锡纯谓枸杞子为"滋补肝肾最良之药"。而在《本草纲目》中，李时珍明确指出，枸杞子"久服，坚筋骨，轻身不老"。而《神农本草经》也将枸杞子列为上品药。

现代药理研究表明，枸杞子具有增强和调节免疫功能，还有提升造血功能、延缓衰老、抗肿瘤、降血脂、护肝、降血糖及提高耐缺氧能力等作用。

综上所述，枸杞子实为滋补第一良药。

用法用量：煎汤服或开水泡服，一次 30 ～ 50 克。

优质枸杞子应选宁夏产、粒大、暗红、饱满、肉厚、味道纯正、无怪味者。

三、心脏不好常服丹参

平素有冠心病、冠状动脉狭窄、心肌梗死、慢性心绞痛者，可常服丹参。

丹参：苦、微寒，归心、心包、肝经。功效：活血通经，祛瘀止痛，清心除烦，凉血消痈。

现代药理研究表明，丹参具有扩张冠状动脉、增加冠脉流量、改善心脏功能、改善微循环、抑制血栓形成、降血脂、抗肝纤维化、提高机体耐缺氧能力、增强免疫功能、降低血糖及抗肿瘤等作用。

用法用量：煎汤服，一次 15 ～ 30 克。

四、脾不好常服白术

通常脾虚可见面色苍白、畏寒肢冷、胃口不佳、四肢乏力、水肿、腹泻、消瘦等表现。

白术：甘、苦、温，归脾、胃经。功效：补气健脾，燥湿，止汗。

现代药理研究表明，白术具有抗胃溃疡、增加肠蠕动、保肝、促进胆汁分泌、利尿、增强免疫、抗氧化、抗肿瘤、降血糖、扩张血管、抑菌等作用。

用法用量：煎汤服，一次 30 ～ 50 克。

五、胃口不好常服山楂

大凡消化不良、腹胀腹痛、不思饮食，可常服山楂。

山楂：酸、甘、微温，归脾、胃、肝经。功效：消食化积，活血散瘀。

现代药理研究表明，山楂具有助消化、降血脂、抗动脉粥样硬化、抗心绞痛、强心、降血压、抗心律失常、增加冠脉血流量、扩张血管、抗菌、增强免疫、抗癌等作用。

用法用量：选用炒山楂，煎汤服，一次 20 ～ 30 克。

六、肠道不好常服白头翁

平素有慢性肠炎、腹痛腹泻、赤痢白痢者，可常服白头翁。

白头翁：苦、寒，归大肠经。功效：清热解毒，凉血止痢。

现代药理研究表明，白头翁具有很强的抗菌作用，对金黄色葡萄球菌、绿脓杆菌、痢疾杆菌、枯草杆菌、伤寒杆菌、沙门菌等多种致病菌均有明显的抗菌作用，还能抑制阿米巴原虫的繁殖，此外还有镇静、镇痛作用。

用法用量：煎汤服，一次20～30克。

七、便秘常服蜂蜜

中老年人，平素常便秘者，可常服蜂蜜。

蜂蜜：甘、平，归脾、肺、大肠经。功效：补虚缓急，润肺止咳，润肠通便，解毒疗疮。

现代药理研究表明，蜂蜜有缓泻作用，能显著缩短排便时间，并能调节胃酸分泌；蜂蜜还能增加体液免疫功能，降血糖和血压，改善心肌代谢，调节心脏功能，改善睡眠，提高脑力及体力活动能力；蜂蜜还具有中度抗肿瘤及显著抗肿瘤转移作用。

用法用量：选用原生态优质蜂蜜，开水冲服，一次20～30克。

八、高血压常服绞股蓝

平素血压高、血脂高者，可常服绞股蓝。

绞股蓝：苦、微甘、凉，归肺、脾、肾经。

现代药理研究表明，绞股蓝总皂苷能明显降低动物的血压和总外周阻力，降低脑血管与冠状血管阻力，增加冠脉流量。总皂苷对大鼠心肌缺血再灌注损伤有保护作用。绞股蓝还具有明显的抗肿瘤作用和明显的延缓衰老作用，还具有保肝、提高肌体免疫等作用。

用法用量：煎汤服或开水泡服，一次 20～30 克。

九、糖尿病常服玉米须

平素血糖偏高者，可常服玉米须。

玉米须：甘、淡、平，归肾、膀胱、肝、胆经。功效：利水通淋，利胆退黄，下乳汁。

现代药理研究表明，玉米须有降血糖、降血压、降血脂作用，有利尿作用、利胆作用。

用法用量：煎汤服，一次 30～60 克。

十、高血脂常服决明子

平素血脂偏高者，可常服决明子。

决明子：苦、甘、咸、微寒，归肝、肾、大肠经。

现代药理研究表明，决明子能明显改善人体内胆固醇的分布状况，从而有利于预防动脉粥样硬化；决明子还有降压作用，能降低收缩压和舒张压；决明子还有缓泻作用，可润肠通便；决明子还有保肝作用。

用法用量：煎汤服，或开水泡服，一次 20 ～ 30 克。

十一、肾结石、尿路结石常服金钱草

平素常发肾结石、泌尿系结石者，可常服金钱草。

金钱草：甘、微苦、寒，归肝、胆、肾、膀胱经。功效：通淋排石，利胆退黄，清热解毒。

现代药理研究表明，金钱草具有利胆排石和利尿排石作用：金钱草能促进肝细胞内的胆汁分泌和松弛胆道括约肌，因而利于结石的排出；金钱草煎剂可引起输尿管上段腔内压力增大，输尿管蠕动增强，尿量增加，对输尿管结石有挤压和冲击作用，促使输尿管结石排出。此外，金钱草还可使小便变酸性，故有可能促使在碱性环境中才能存在的尿路结石溶解。

用法用量：煎汤服，干品一次 30～50 克。

十二、胆囊炎、胆结石常服茵陈、栀子

平素常发胆囊炎、胆结石者，可常服茵陈、栀子，并加上前述金钱草。

茵陈：苦、微寒，归脾、胃、肝、胆经。

现代药理研究表明，茵陈具有利尿、利胆、保肝、降血脂、降血压、抗凝血、抗菌、抗病毒、抗钩端螺旋体、杀蛔虫、解热、镇痛、抗炎、抗肿瘤等作用。

栀子：苦、寒，归心、肺、胃、三焦经。

现代药理研究表明，栀子具有解热、抗菌、抗病毒、抗炎、镇静、镇痛、降血压、保肝利胆、促进胰腺分泌、利尿、泻下、止血、防治动脉粥样硬化等作用。

用法用量：煎汤服，一次茵陈 30 克、栀子 10 克、金钱草 30 克。

十三、肥胖常服荷叶、冬瓜皮

平素身体肥胖者，可常服荷叶、冬瓜皮。

荷叶：苦、涩、平，归心、肝、脾经。

冬瓜皮：甘、淡、微寒，归脾、肺、小肠经。功效：清热利水，消肿。

现代药理研究表明，荷叶有利尿、软化血管和降压作用，冬瓜皮有消肿、利尿的作用，二药一起喝，有减肥减脂的功效。荷叶有一定溶解脂肪的作用，荷叶碱在肠道停留，能够减少脂肪的消化吸收，避免脂肪的沉积。

用法用量：煎汤服，一次荷叶 30 克、冬瓜皮 30 克，必须久服方可见效，同时注意忌嘴，少吃，多运动，效果更佳。

十四、睡眠不好常服酸枣仁、龙眼肉

平素睡眠不好，尤其是难入睡、多梦易醒者，可常服酸枣仁、龙眼肉。

酸枣仁：甘、平，归心、肝经。功效：养心安神，敛汗。

龙眼肉：甘、温，归心、脾经。功效：补心脾，益气血，安心神。

现代药理研究表明，酸枣仁具有镇静、催眠、抗惊厥、镇痛、抗心律失常、改善心肌缺血、降血压、降血脂、促进淋巴细胞转化、抗血小板聚集等作用。而龙眼肉则含有大量的营养成分，如糖类、蛋白质、脂肪、维生素、钙、磷、铁等，故有滋补强身作用。

用法用量：煎汤服，一次酸枣仁 30 克、龙眼肉 50 克。

十五、月经不调常服当归

平素月经不调、经少、闭经、痛经者，可常服当归。

当归：甘、辛、温，归肝、心、脾经。功效：补血活血，调经止痛，润肠通便。

现代药理研究表明，当归具有抗贫血、促进免疫功能、抗血栓、抗心肌缺血缺氧、扩张外周血管、降血压、降血脂、抗炎保肝等作用。

用法用量：煎汤服，一次 30 克。

十六、尿酸高、痛风常服车前草

平素常发痛风、尿酸偏高者，可常服车前草。

车前草：甘、寒，归肾、肝、脾经。功效：利水渗湿，清肝明目，清热解毒。

现代药理研究表明，车前草具有凉血、解毒、清热、利尿和消肿等功效，可以改善痛风患者急性期关节肿胀、疼痛等症状，也可以促进尿液的排泄，辅助降低血尿酸水平。

用法用量：煎汤服或开水泡服，一次 20 ～ 30 克。

十七、慢性咽炎常服胖大海

平素常发慢性咽炎，症见咽干、咽痒、咽痛、声音嘶哑者，可常服胖大海。

胖大海：甘、淡、凉，归肺、大肠经。功效：清热润肺，利咽，清肠通便。

现代药理研究表明，胖大海对流感病毒有较强的抑制作用，此外，胖大海还具有利尿镇痛、降压、泻下等作用。

用法用量：煎汤服，或开水泡服，一次 5～10 粒。

十八、耳聋、耳鸣常服石菖蒲

平素常发耳聋、耳鸣者，可常服石菖蒲。

石菖蒲：辛、苦、微温，归心、肝、脾经。功效：化痰开窍，化湿行气，祛风利痹，消肿止痛。

现代药理研究表明，石菖蒲有镇静、抗惊厥、改善记忆力、抗抑郁、促进体力和智力的增强等作用。

石菖蒲属开窍药，而肾主耳，耳聋、耳鸣主要与肾有关，因此，平素常有耳聋、耳鸣的患者，除常服石菖蒲外，还应常服枸杞子、熟地黄、黄柏等滋阴补肾之品，如此疗效更佳。

用法用量：煎汤服或开水泡服，一次 10～20 克。

十九、眼花常服菊花

平素常有眼目昏花，或目赤肿痛者，可常服菊花。

菊花：辛、甘、苦、微寒，归肺、肝经。功效：疏风清热，平肝明目，解毒消肿。

现代药理研究表明，菊花具有抗菌、扩张冠状动脉、增加冠脉血流量、降压、缩短凝血时间、解热、抗炎、镇静等作用。

因肝主目，故平素眼花者，除常服菊花外，还应常服枸杞子，以滋补肝肾而明目。

用法用量：煎汤服，或开水泡服，一次 20～30 克。

二十、痔疮常吃田螺

平素常发痔疮（内痔、外痔、混合痔）、脱肛者，可常吃田螺。

田螺：甘、咸、寒，归膀胱、大肠、小肠、肝经。功效：清热，利水，止渴，解毒消肿。

用法用量：清炖服，尽量不放辣椒，忌酒，一次 500 克左右。

另取田螺 200 克、明矾 200 克，混合放于瓦罐或玻璃瓶内，密封，待明矾将田螺泡烂成浆，将此浆液用于外擦患处，如此内服配合外擦，疗效更佳。

按：本章现代药理研究方面，部分内容参照《临床实用中药辞典》，王锦鸿、陈仁寿主编。